Practical Enteroscopy
实用小肠镜学

主　编　李　路　郭晓燕　龚　均

编　者（按姓氏笔画排序）

王　婷　王　燕　王深皓　田俊斌

任　莉　安　苗　李　红　李　路

宋亚华　张　欣　陈芬荣　赵　静

姜　炅　郭晓燕　龚　均

中国出版集团有限公司

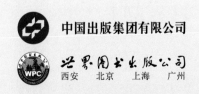
世界图书出版公司
西安　北京　上海　广州

图书在版编目（CIP）数据

实用小肠镜学 / 李路，郭晓燕，龚均主编 . — 西安 : 世界图书出版西安有限公司 , 2024.1
ISBN 978-7-5232-1053-6

Ⅰ . ①实… Ⅱ . ①李… ②郭… ③龚… Ⅲ . ①小肠—肠疾病—内窥镜检 Ⅳ . ① R574.504

中国国家版本馆 CIP 数据核字（2024）第 037342 号

书　　名	实用小肠镜学
	SHIYONG XIAOCHANGJING XUE
主　　编	李　路　郭晓燕　龚　均
责任编辑	李　娟
策划编辑	马元怡
装帧设计	新纪元文化传播
出版发行	世界图书出版西安有限公司
地　　址	西安市雁塔区曲江新区汇新路 355 号
邮　　编	710061
电　　话	029-87214941　029-87233647（市场营销部）
	029-87234767（总编室）
网　　址	http://www.wpcxa.com
邮　　箱	xast@wpcxa.com
经　　销	新华书店
印　　刷	陕西金和印务有限公司
开　　本	889mm×1194mm　1/16
印　　张	8.25
字　　数	250 千字
版次印次	2024 年 1 月第 1 版　2024 年 1 月第 1 次印刷
国际书号	ISBN 978-7-5232-1053-6
定　　价	88.00 元

医学投稿　xastyx@163.com　‖　029-87279745　029-87285296
☆如有印装错误，请寄回本公司更换☆

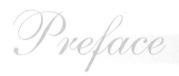

　　消化道内镜检查是消化系统疾病诊疗的重要手段，胃镜、十二指肠镜在食管、胃、部分十二指肠疾病及胆、胰疾病的诊疗中发挥了重要作用，大肠镜的应用使我们能直视直肠、结肠及回肠末端，从而更清晰地观察这些部位的病变。虽然内镜经历了硬质镜到软质镜、纤维镜到电子镜的发展历程，但可曲式内镜的操作方法几乎没有什么变化。对于长度达5~7m、走行弯弯曲曲的小肠而言，即使将内镜的镜身长度延长，也无法达到检查全小肠的目的。然而，单气囊和双气囊小肠镜的出现改变了以往胃镜和肠镜的操作方法。通过对单气囊和双气囊小肠镜的专业操作，医生能够逐步缩短肠管长度，实现全面观察小肠、对小肠"盲区"进行直视检查的目的。

　　除了使用小肠镜直接观察小肠黏膜之外，一种利用微型摄像头的无线胶囊内镜随着科学技术的发展应运而生。胶囊内镜通过体外接收装置接收体内图像并进行处理，能够使我们比较清晰地观察到小肠黏膜病变，但目前还无法获取病变部位组织进行活检，当然也不能对某些病变实施镜下治疗，这是胶囊内镜的不足之处。这些新技术的出现使我们对小肠炎症性疾病、肿瘤性疾病、血管性疾病等有了全新的认识，也解释了以往部分患者出现不明原因的腹痛、腹泻、出血的病因，为解除患者病痛提供了可能。

　　由于我国医疗技术在各地区发展不平衡，先进技术往往首先在大型医院推广。包括胃镜、肠镜在内，20世纪70年代纤维内镜、80年代电子内镜都是先由少数大型医院开展，然后才逐渐推广到中、小型医院。21世纪初，单气囊和双气囊小肠镜、胶囊内镜引入我国，同样先由各大型医院使用。由于这类新型器械价格昂贵，检查费用高，大多数医疗机构未将此检查费用列入医疗保险范围内，中、小型医院配置极少。近年来，随着我国经济的发展，人民生活水平有了很大提高，人们对健康也日益重视，一些中型医院也开始添置胶囊内镜、小肠镜等检查设备。

　　为了提高基层医院的医护人员对小肠疾病的认识，帮助初学者学习单气囊和双气囊小肠镜、胶囊内镜的使用方法，笔者组织了西安交通大学第一附属医院、西安交通大学第二附属医院和西安市中心医院有关医护人员编写了《实用小肠镜学》。本书对单气囊和双气囊小肠镜、胶囊内镜的操作方法，以及适应证、禁忌证和常见小肠疾病的镜下表现进行了系统介绍，并详细阐述了常见小肠病的镜下治疗。根据笔者以往编写《实用胃镜学》《实用结肠镜学》和《实用十二指肠镜学》的经验，本书仍然采用图文并茂的形式，力求使读者更加直观地认识小肠疾病。书中图片均为临床一线医生在工作中采集积累而来，在此对他们的辛苦付出表示衷心感谢。

本书适合小肠镜、胶囊内镜进修医生使用，也可作为消化科和全科医生的参考书。由于编者水平所限，书中如有不足和错误之处，敬请批评指正。

李路　郭晓燕　龚均

2023 年 9 月

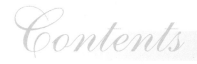

目　录

● 第1章　概　论

第一节　小肠的实用解剖组织学　/1
　　一、小肠解剖学　/1
　　二、小肠组织学　/1

第二节　小肠的病理生理与疾病　/3
　　一、小肠生理学　/3
　　二、小肠黏膜屏障的病理生理与疾病　/4
　　三、小肠微生态环境的病理生理与疾病　/5

● 第2章　小肠疾病的内镜检查

第一节　设备和构造　/6
　　一、双气囊小肠镜的设备和构造　/6
　　二、单气囊小肠镜的设备和构造　/8
　　三、胶囊内镜的设备和构造　/10

第二节　适应证和禁忌证　/12
　　一、单气囊、双气囊小肠镜的适应证和
　　　　禁忌证　/12
　　二、胶囊内镜的适应证和禁忌证　/13

第三节　检查方法与技巧　/13
　　一、双气囊小肠镜　/13
　　二、单气囊小肠镜　/16
　　三、胶囊内镜　/20
　　四、磁控胶囊胃镜　/22

● 第3章　小肠常见病的诊断

第一节　小肠肿瘤性疾病　/24
　　一、小肠息肉　/24
　　二、小肠癌　/28
　　三、小肠淋巴瘤　/30
　　四、小肠间叶性肿瘤　/33
　　五、小肠内分泌细胞瘤　/36
　　六、脂肪瘤　/39
　　七、血管瘤　/42
　　八、小肠转移性肿瘤　/44

第二节　小肠炎症性病变　/47
　　一、克罗恩病　/47
　　二、肠结核　/50
　　三、非甾体抗炎药相关性肠病　/52
　　四、缺血性小肠炎　/54
　　五、嗜酸细胞性小肠炎　/56
　　六、放射性小肠炎　/58
　　七、感染性小肠炎　/61
　　八、非特异性小肠炎症和溃疡　/64

第三节　小肠非肿瘤性病变（除炎症外）　/69
　　一、小肠血管性病变　/69
　　二、小肠憩室　/73
　　三、蛋白丢失性肠病　/76
　　四、肠气囊肿症　/79

五、小肠淋巴管扩张症 /79

六、小肠寄生虫病 /81

七、小肠功能障碍 /82

八、其 他 /84

第四节 小肠出血 /87

一、概 述 /87

二、镜下特点 /87

三、内镜下治疗 /90

● 第4章 小肠疾病的内镜下治疗

第一节 小肠出血的内镜下治疗 /93

一、概 述 /93

二、小肠出血性病灶的内镜下治疗 /93

第二节 小肠息肉的内镜下切除 /99

一、概 述 /99

二、内镜下切除 /99

第三节 小肠狭窄的内镜下治疗 /103

一、概 述 /103

二、治 疗 /103

第四节 小肠异物内镜下取出术 /107

一、概 述 /107

二、治 疗 /107

第五节 小肠镜辅助的内镜逆行胰胆管
造影术 /109

一、概 述 /109

二、治 疗 /109

● 第5章 小肠镜的消毒

一、清洗消毒原则 /112

二、清洗消毒注意事项 /112

三、手工清洗消毒操作流程 /113

四、内镜清洗消毒机操作流程 /117

五、设施、设备及环境的清洁消毒 /117

六、检测及记录 /117

● 第6章 小肠镜检查和治疗中的麻醉

一、麻醉的适应证和禁忌证 /119

二、麻醉条件 /119

三、操作流程 /120

四、麻醉的注意事项 /121

● 附 录

附录1 小肠胶囊内镜检查知情同意书 /122

附录2 小肠镜检查及治疗知情同意书 /123

附录3 麻醉知情同意书 /125

第1章

概　论

第一节　小肠的实用解剖组织学

一、小肠解剖学

小肠是消化管中最长的一段，长 5~7m，始于幽门，终于回盲瓣，分为十二指肠、空肠和回肠。

小肠的最近端第一部分是十二指肠，长度为25~30cm，约 12 横指，故名。十二指肠呈 C 形，包绕胰腺头部，可分为 4 个部分：十二指肠上部、降部、水平部和升部。十二指肠上部又称十二指肠球部，一般位于脐的上方，是十二指肠唯一不在腹膜后的部分，而是通过十二指肠韧带连接到肝脏，此处是十二指肠溃疡及穿孔好发部位。其余部分进入腹膜后，在胰腺头部处下降，此处是十二指肠乳头开口处，十二指肠大乳头为胆管和胰管共同开口，小乳头（也称副乳头）为副胰管开口。而后十二指肠在 L2~L3 椎体前方移行为升部，肠系膜上动静脉在此处前面下行，易压迫肠管导致十二指肠梗阻，临床上称为肠系膜上动脉压迫综合征。十二指肠升部与空肠转折弯曲为十二指肠空肠曲，通过 Treitz 韧带固定在腹膜后，标志着从十二指肠到空肠的过渡。

空肠和回肠上起于十二指肠空肠曲，下接盲肠。一起被肠系膜悬系于腹后壁，活动自由度较大，游离于腹腔内，又称系膜小肠。系膜小肠近侧 2/5 为空肠，远侧 3/5 为回肠。空肠长约 2.5m，管腔较大，管壁较厚，管壁黏膜形成环状皱襞，内有丰富密集的绒毛，可以增加肠黏膜的表面积，利于物质消化吸收。环状皱襞随着肠管向远端移行而逐渐减少，回肠末端黏膜无环状皱襞。系膜小肠的黏膜层和黏膜下层含有丰富的淋巴滤泡组织，分为孤立性淋巴滤泡和集合性淋巴滤泡（又

称为 Peyer 斑），其在回肠中数量最多。空肠与回肠之间无明显的解剖结构区分，回肠管腔较小，管壁较薄，回肠系膜脂肪含量高于空肠系膜，故而系膜更厚。回肠末端向盲肠开口，此处肠壁肌层增厚，上覆黏膜形成上下两片半月形皱襞突出到盲肠，称为回盲瓣，此瓣作用是防止结肠内容物返流入小肠（图 1.1）。

二、小肠组织学

小肠管壁组织学结构与消化道管壁结构一致，由内向外分为四层：黏膜层、黏膜下层、肌层、外膜层（浆膜层）（图 1.2）。

小肠黏膜层和黏膜下层向管腔内突起，形成皱襞。一般为环形或半环形，其在十二指肠及空肠近端十分丰富，至回肠下端几乎完全消失。在小肠黏膜表面可见由黏膜上皮层和黏膜固有层向腔内突起而形成的肠绒毛，高度为 0.5~1.5mm。

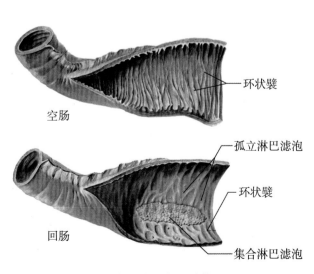

空肠

回肠

——环状皱襞

——孤立淋巴滤泡

——环状皱襞

——集合淋巴滤泡

图 1.1　**小肠解剖结构**

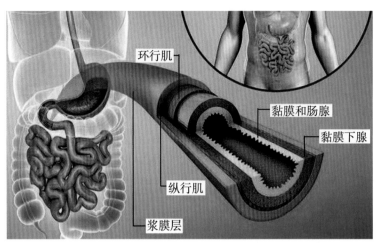

图1.2　小肠管壁组织学结构

肠绒毛在十二指肠和空肠上端分布最多，在十二指肠一般为叶状，在空肠为长指状，回肠绒毛较短，一般为短锥形。绒毛根部之间上皮下陷入固有层中，内有短小管状腺体的开口，称为肠腺体或隐窝，呈单管状开口于肠腔。绒毛根部的上皮与固有层中的腺体上皮相连续。黏膜层由内而外分为3层：上皮层、黏膜固有层和黏膜肌层。

绒毛上皮和肠腺体上皮主要由肠细胞（又称吸收细胞）、杯状细胞、内分泌细胞、帕内特细胞（又称Paneth细胞）和干细胞组成。肠细胞分布最多，呈高柱状，位于基底部，电镜下在管腔表面可见每个吸收细胞约3000个微绒毛，光镜下微绒毛呈纹状缘或刷状缘，是食物消化吸收的主要部位，可以参与碳水化合物和蛋白质的消化过程。皱襞、绒毛和微绒毛使得小肠吸收面积增加了600倍之多。在肠细胞之间散在杯状细胞，从十二指肠至回肠，数量逐渐增多，可以分泌糖蛋白，经水化作用后形成黏液，具有润滑保护肠道的作用。帕内特细胞主要集中分布于肠隐窝底部，顶端胞质顶部含有大量嗜酸性分泌颗粒，可以释放溶菌酶、磷脂酶A2等，这些防御物质可以结合分解微生物和细菌的细胞壁，在调节肠道免疫微环境中起到重要作用。内分泌细胞种类很多，有胃泌素细胞、生长抑素细胞等，分泌多种物质促进小肠消化吸收以及运动。干细胞位于隐窝基底部，可以不断增殖分化，向上迁移至绒毛顶端，这些细胞可以分化为肠细胞、杯状细胞、内分泌细胞、帕内特细胞等多种细胞。

固有层主要为疏松结缔组织，内含丰富的淋巴、血管和神经组织，这些组织构成上皮细胞的基底膜。固有层结缔组织延伸至绒毛内部形成绒毛轴，其内有1~2条纵行淋巴管，称为中央乳糜管，向下与黏膜下层的淋巴管丛相通。固有层中含有丰富的肥大细胞、巨噬细胞等细胞，可以调节肠道免疫。黏膜肌层是由内环行和外纵行两层薄平滑肌构成，调节肠道运动。

黏膜下层主要为较为致密的结缔组织，内有密集的动静脉、淋巴组织网络和黏膜下神经丛，调节肠道的吸收和蠕动。固有肌层主要由内环行和外纵行两层较厚平滑肌构成，其间也分布着丰富的血管和肌间神经丛，和黏膜下神经丛协同调节肠道运动。

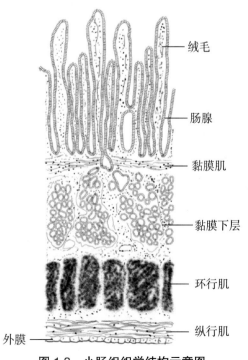

图1.3　小肠组织学结构示意图

外膜层由疏松结缔组织和间皮细胞构成（图1.3）。

小肠的血供主要来源于肠系膜上动脉，十二指肠的血供除了来源于肠系膜上动脉外，还有一部分来自胃十二指肠动脉的分支。小肠静脉主要经肠系膜上静脉流至脾静脉，最终汇入门静脉系统。小肠固有层淋巴引流至肠系膜淋巴结，黏膜下层淋巴引流至结肠周围淋巴结，进而参与全身淋巴循环（图1.4）。

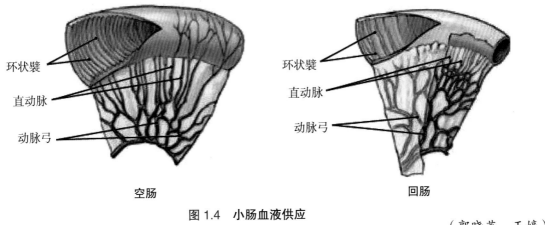

环状襞
直动脉
动脉弓

空肠

环状襞
直动脉
动脉弓

回肠

图 1.4　小肠血液供应

（郭晓燕　王婷）

第二节　小肠的病理生理与疾病

小肠是人体重要的消化吸收器官，同时具有内分泌、免疫等多种功能。各种小肠疾病不仅会引起小肠消化吸收和运动功能障碍，还可导致其解剖结构被破坏，进一步造成宿主内环境紊乱，从而引起机体一系列病理生理改变。

一、小肠生理学

1. 小肠的运动

小肠最基础的运动形式为紧张性收缩，可以使小肠保持一定的位置和形态，当其紧张性增强时，肠内容物的混合和运输速度加快，反之则减慢。

小肠另外两种主要运动形式为分节运动和蠕动。分节运动是以肠壁环行肌为主的节律性收缩舒张运动，空腹时几乎不存在，进食后逐渐加强。当小肠环行肌同时分阶段收缩时，将食糜切断分割，随后原来收缩的部分舒张，舒张的部位再收缩，依此交替进行，将食糜与肠液不断混合，但其推进作用较小。这样的运动一方面可以使食糜和消化液充分混合加强其化学消化作用，另一方面可充分挤压肠壁，促进管壁血液和淋巴循环以帮助小肠更好地消化吸收。

蠕动是肠壁肌肉从上而下进行的推进性运动，可以发生在小肠的任何部位。这种运动将食糜不断向远端推进，小肠蠕动速度为 0.5~2.0cm/s，每个蠕动波将食糜推进约数厘米后停止。还有一种推进速度较快的蠕动冲，速度为 2~25cm/s，可以将食糜一次性从小肠始端推进至末端甚至到大肠。在回肠末端存在与推进方向相反的逆蠕动波，可以防止小肠内容物过早进入大肠，让其在小肠停留更长时间以利于其消化吸收。

在未进食期间，小肠还可出现类似于胃的周期性移行性复合运动。

2. 小肠的分泌

小肠腺体分为位于十二指肠黏膜下层的十二指肠腺（又称为 Brunner 腺）和位于小肠黏膜层的小肠腺（又称为 Lieberkuhn 腺）。十二指肠腺分泌含黏蛋白的碱性液体，较黏稠，具有润滑作用，同时防止来自胃酸的侵蚀。小肠腺主要分泌小肠液，小肠液为弱碱性，渗透压与血浆相同，内含有肠激酶，成人每天分泌小肠液量 1~3L，大量小肠液可以稀释并降低肠腔渗透压，有助于消化产物的吸收。

3. 小肠的消化与吸收

小肠是最重要的消化吸收器官，大多数化学消化和营养物质吸收都发生在小肠，食物经过小肠后消化过程基本完成，剩余残渣进入大肠。

脂质物质消化起始于胃，但大多数脂解过程发生在小肠，在近端空肠基本完成消化。脂质消化从甘油三酯分解开始，胰腺分泌脂肪酶通过胰管进入小肠，将甘油三酯分解为脂肪酸、单酰甘油和甘油。胆盐微胶粒与脂肪酸等脂质结合形成混合微胶粒，可携带脂肪酸等消化产物到达微绒毛表面亲水层，有助于快速吸收。胰液中的胆固醇酯酶和磷脂酶 A2 可以分解胆固醇和磷脂。

碳水化合物消化第一步主要通过胰淀粉酶水解肠腔内的淀粉，产生麦芽糖和麦芽三糖及糊精，在内容物进入近端空肠时基本完成。麦芽糖和糊精等在十二指肠以及空肠细胞顶端上的麦芽糖酶、糊精酶、蔗糖酶和乳糖酶的作用下进一步水解成单糖（包括葡萄糖、果糖以及半乳糖），单糖主要通过小肠细胞顶端和基底外侧膜上的载体介导的转运体将其转运至上皮细胞内。

蛋白质在进入小肠前已经被分解为多肽和氨基酸，在小肠中胰蛋白酶和糜蛋白酶进一步将其分解为寡肽和氨基酸。小肠上皮中的多种肽酶进一步将寡肽分解为三肽、二肽以及氨基酸而被肠细胞吸收。

脂溶性维生素 A、D、E 和 K 在小肠中吸收需进行乳化，多以扩散方式经小肠吸收。叶酸在十二指肠和空肠上端被吸收。维生素 B_{12} 与胃内源性 R 蛋白结合后进入小肠，R 蛋白被胰酶水解，与内因子形成复合物后在回肠末端与其表面受体结合被肠上皮细胞吸收。水经过胃肠道，大部分由小肠吸收。水和电解质主要通过跨细胞途径和旁细胞途径被小肠上皮细胞吸收进而转运入血。

二、小肠黏膜屏障的病理生理与疾病

小肠黏膜上皮可以在环境和宿主内部之间形成屏障，该屏障具有一定的通透性，可以阻止外环境的有害物质进入机体，同时又可以吸收营养物质，在维持机体健康方面发挥着关键作用。小肠黏膜完整上皮细胞层以及细胞之间特殊结构共同维持了黏膜屏障功能，而受损的肠道屏障功能与多种疾病有关。

小肠黏膜屏障主要包括黏液层、肠上皮细胞及其细胞间连接构成的上皮层，以及多种免疫细胞的固有层。

在正常的肠上皮表面会覆盖一层黏液，主要成分是杯状细胞分泌的黏蛋白形成的类似筛状的凝胶样结构，该黏液层是小肠的第一道屏障，将上皮与肠道内环境分离开，防止细菌直接接触上皮细胞。在黏液层中还有作为免疫感应和调节蛋白的抗微生物肽和分泌性 lgA 蛋白等活性物质，可以起到杀伤有害微生物的作用。当小肠黏液层受损时，其屏障功能减弱，一些有害病原菌增殖侵入，导致疾病的发生。

上皮层是小肠黏膜屏障最重要的组成部分，主要包括单层上皮层和细胞间连接复合物，依靠细胞间连接复合物才能形成完整的上皮层结构。细胞间连接复合物包括紧密连接、黏附连接和桥粒，称为顶端连接复合体。上皮细胞层将肠道管腔与固有层分开，依靠上皮细胞膜在特定转运蛋白帮助下渗透亲水性物质，因此，上皮细胞在营养物质吸收转运过程中发挥着重要的作用。存在于陷窝底部的上皮细胞可以不断增殖修复破损的上皮细胞，但如果局部内环境改变，如缺血缺氧、上皮细胞分泌吸收转运障碍、上皮细胞缺损等情况发生时，则会引起小肠糜烂或溃疡等改变。细胞连接复合体对一些物质具有选择通透性，在机械损伤、缺氧等环境因子刺激下，细胞间连接蛋白结构和功能发生变化，上皮通透性发生改变，出现体液渗漏，从而诱导疾病的发生。

固有层内存在先天性或适应性免疫细胞，如 B 细胞、T 细胞、巨噬细胞等。当机体遭遇微生物或抗原时，这些免疫细胞可以介导体液免疫和细胞免疫反应，共同参与小肠黏膜屏障的免疫防御机制。

总之，小肠分泌、运动或黏膜本身的物理性、化学性及免疫性屏障异常都会导致局部黏膜结构被破坏，使病原微生物更易入侵，从而诱发疾病的发生。如感染性肠炎、小肠溃疡、吸收不良综合征、乳糜泻、蛋白丢失性胃肠病等都与黏膜屏障受损有关，胶囊内镜下显示小肠黏膜绒毛萎缩，绒毛变短变薄，呈龟裂状（图 1.5）。

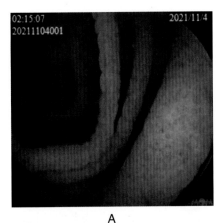

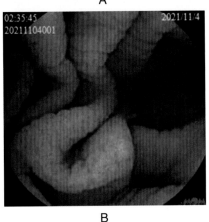

图 1.5　乳糜泻时的小肠黏膜所见

三、小肠微生态环境的病理生理与疾病

胃肠道存在许多微生物，肠道微生物群是与人体共生的最大的生态系统，在多种代谢、营养、生理和免疫过程中发挥着关键作用。刚出生时人体处于无菌状态，数小时后来自母亲或周围环境的各种微生物开始在体内定居。最先出现的是大肠杆菌和肠球菌，而后以双歧杆菌和乳酸杆菌占主导地位。这些细菌消耗肠道内氧气，从而形成以厌氧菌为主的正常肠道微生物群。随着生命的进程，肠道微生物群的体积和多样性逐渐增加，最终形成一个复杂的微生态系统。

十二指肠因为食物运输速度较快和需氧环境限制了细菌的数量以及种类，主要以厚壁菌门和放线菌门为主。空肠适宜细菌定植，主要包括革兰氏阳性需氧菌和兼性厌氧菌，如乳酸菌、肠球菌和链球菌。接近回肠，细菌密度增高，以需氧菌属为主。回肠远端以厌氧菌和革兰氏阴性菌为主。哺乳方式、年龄、饮食习惯、抗生素的使用、环境以及遗传因素均会对肠道微生物群产生影响。

肠道微生物群参与合成多种物质代谢，如胆固醇、蛋白质、糖类、神经化学递质以及维生素等。肠道微生物群在肠道表面定植，可以防止病原微生物的入侵，还具有调节免疫和神经的功能，其中厌氧菌发酵的代谢产物短链脂肪酸可以增强黏膜屏障。创伤、抗生素、免疫抑制剂、手术和病情危重者可以引起肠道微生物群紊乱，使得微生物种类、数量或是定植部位发生变化，从而诱发一些疾病。

总之，肠道微生态平衡至关重要，一旦发生紊乱可以影响小肠黏膜的分泌、蠕动、黏膜屏障结构等，最直接的表现为腹泻或（和）吸收消化障碍，如伪膜性肠炎、小肠细菌过度生长综合征等。

（郭晓燕　王婷）

第2章

小肠疾病的内镜检查

第一节 设备和构造

一、双气囊小肠镜的设备和构造

（一）概 述

2001年，日本医生Yamamoto与富士写真光机株式会社共同研制了双气囊小肠镜（DBE），并于2003年引入市场，进而在全世界范围广泛应用于临床。这是一种运用推拉往复式插镜原理的内镜，借助内镜和镜身外套管头端的两个气囊规律充气和放气，交替和共同固定肠管，通过镜身和外套管滑行、勾拉等方式依次重复，不断缩短肠管以深入肠腔（图2.1A）。操作中可借助X线观察内镜走向和位置，并可通过活检孔道注入造影剂了解肠腔狭窄或扩张，以及内镜离末端回肠的距离等情况（图2.1B~C）。DBE充分利用了小肠的游离性，缩短并简化肠管走行。可通过经口或经肛的进镜方式，或是对接方式，完成部分甚至全小肠的内镜检查，而且具有操控性好、图像分辨率高、可行活组织检查和镜下治疗等优势。

（二）设 备

1. 组成部分

DBE由显示器、主机、内镜、外套管（一次性使用）、气囊及气囊控制装置组成（图2.2），内镜头端气囊为分离式，外套管头端则为集成式。其主机除可接驳小肠镜外，尚兼容同类型接口的电子胃肠镜，电子小肠镜长2000mm，外套管长1450mm（有效长度1350mm），气囊控制装置有两根软胶连接管分别与内镜气囊和外套管气囊相连以控制气囊膨胀及抽吸（图2.3）。

2. 构 造

内镜头端部分的气囊在使用前通过手工安装。内镜内部具有独立气道，两端开口分别位于内镜头端和操作手柄处，安装气囊时需将头端开口置于气囊内，连接管连接操作手柄处开口和气囊控制装置并通过控制该装置充放气（图2.4A）。较新的EN-580T型内镜的连接管接口则位于内镜接头部位置，并使用转换管与连接管对接（图

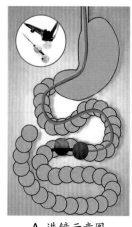
A.进镜示意图

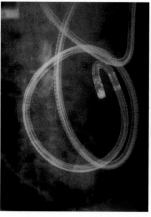
B~C.X线下造影显示位置

图2.1 双气囊进镜示意图

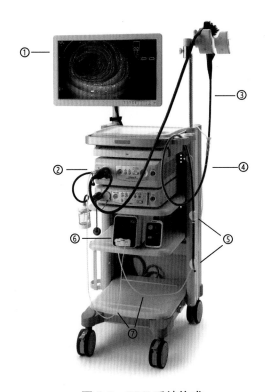

图 2.2　DBE 系统构成

①显示器　②主机　③内镜　④外套管　⑤气囊　⑥气囊控制装置　⑦连接管

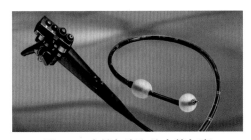

图 2.3　内镜气囊和外套管气囊

2.4B），外套管顶端气囊和气道则集成在外套管上，二者相通，再通过连接管连接气囊控制装置来控制（图 2.4C）。

以 FUJINON 公司气囊控制装置 PB-30 为例，其整体尺寸较前代产品更小，且控制器操控方便，可在屏幕上显示气囊状态，更方便教学，适宜初学者使用。该装置 LED 显示屏可显示压力值，设备还有显示模式转换开关，可切换为柱状值屏显，两种模式显示更清晰直观（图 2.5A）。控制器开关键可控制两个气囊的充、抽气，最佳充气值为 5.6kPa，已设定送气时超过 8.2kPa，排气时 30s 内达到 -6.0kPa 为警铃阈值。压力如过高时，主装置有橙色报警显示和报警声，可通过控制器停止开关终止报警（图 2.5B）。

以 FUJINON 公司 EN-580T5 内镜为例，与早期产品 EN-450P5 及 EN-450T5（钳道孔径分别为 2.2mm 及 2.8mm）相比，该内镜的 3.2mm 钳道可以兼容更多附件，具有更强的吸引能力（图 2.6）。

超级 CCD 具有优质的图像质量，结合 FICE 图像能够提供更好诊断效果，新设计的近焦观察

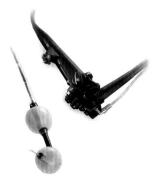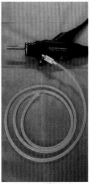

A. 内镜气囊控制装置　　B. 转换管

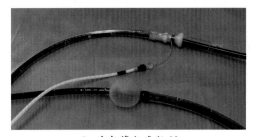

C. 外套管气囊控制

图 2.4　双气囊充气方法

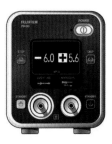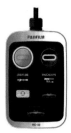

A

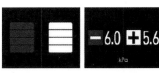

柱状值　　　　压力数值

两种模式切换　显示更清晰直观

B

图 2.5　压力显示与控制器

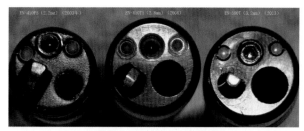

图 2.6　钳道达 3.2mm

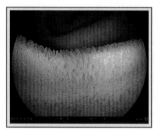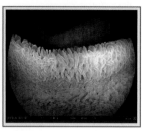

图 2.7　优质的图像显示

（2~100mm）在近距离观察肠管褶皱时可获得清晰图像以作出更精确的诊断（图 2.7），改进的气囊充气通道及接口位置让医生操作更方便。

二、单气囊小肠镜的设备和构造

（一）概　述

　　单气囊小肠镜（SBE）是继 DBE 后研发的另一种气囊辅助式小肠镜。与 DBE 不同的是 SBE 只有一个气囊，集成于外套管头端，通过主镜前端用勾拉动作起到了替代 DBE 主镜气囊固定肠道的作用。SBE 与 DBE 相似，运用推拉往复式插镜原理进镜，借助主镜前端的勾拉和镜身外套管头端的气囊的充气和放气，交替固定肠管，重复进行镜身和外套管滑行、勾拉等动作，不断缩短肠管，以深入肠腔。操作中可借助 X 线观察内镜走向和位置，但不是必需的。SBE 同样通过经口或经肛对接的方式进镜，完成部分或全小肠的检查。SBE 结构简单，安装和操作容易，可实现单人法操作。

（二）设　备

　　1.组成部分

　　SBE 由电子小肠镜（图 2.8A）、一次性内镜外套导管（图 2.8B）、气囊控制装置（图 2.8C）、连接管（图 2.8D）、内镜主机（图 2.8E）、显示器、内镜诊疗附件（如活检钳等）组成。气囊控制装置用于对安装在一次性内镜外套导管先端部的气囊进行充气和放气，以辅助电子小肠镜的插入操作。与 DBE 不同，SBE 内镜头端不带气囊，仅在外套管头端带一个气囊，且为集成式。一次性内镜外套导管与电子小肠镜配套使用，实现小肠的检查。同样，SBE 的主机除可接驳小肠镜外，尚兼容同类型接口的电子胃肠镜，小肠镜长为 2345mm，有效长度 2000mm，外套管长 1400mm（有效长度 1320mm）。气囊控制装置有一根软胶连接管（图 2.8D）与外套管气囊相连，以控制气囊膨胀及抽吸。

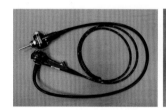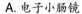

A. 电子小肠镜

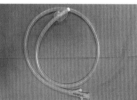

B. 内镜外套导管

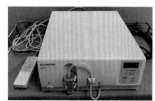

C. 气囊控制装置

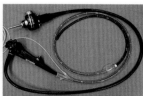

D. 连接管

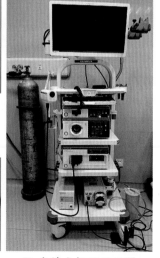

E. 内镜主机及显示器

图 2.8　SBE 的设备和构造（示例为 Olympus 公司的 SIF-Q260）

2. 构　造

相较于 DBE，SBE 的组装较简单。因只有外套管上一个气囊，且气囊和气道均集成在外套管上，二者相通，故只需通过连接管连接外套管（图2.9A）和气囊控制装置（图2.9B）来控制气囊即可，小肠镜头端不需安装气囊，外套管套在小肠镜上即可进行检查，操作相对简单（图2.9C~D）。

以 Olympus 公司的气囊控制装置为例，该装置整体尺寸较小，带有控制器（图2.10A），操控方便，可在屏幕上显示气囊状态，更方便操作。该装置 LED 显示屏可显示压力值（图2.10B）。控制器开关键可控制气囊的充、抽气，最佳充气值为5.4 kPa，若充气时超过8.2 kPa 会报警提示，

排气时30s 内达到 –6.0kPa 为报警阈值。压力如过高出现报警声，可通过控制器停止开关，终止报警。

以 Olympus 公司 SIF-Q260 内镜为例，该内镜前端弯曲部缩短，短小的弯曲半径有利于前端勾住小肠皱襞，代替气囊进行操作。钳道孔径可达2.8mm，大钳道设计使附件使用更广泛，可常规通过活检钳、止血夹、异物钳、圈套器，进行诊断及治疗。

采用 Olympus 公司的专用 Q 型 CCD 传感器，可提高图像的画质，使黏膜与毛细血管细微的结构变化能够得到充分显示。

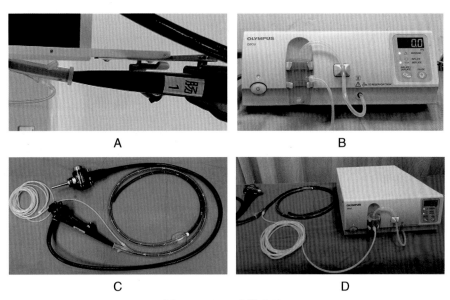

图 2.9　SBE 安装方法

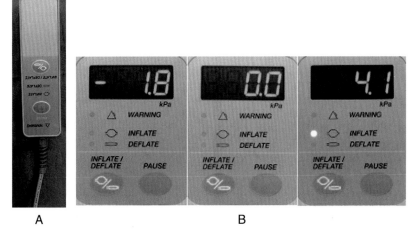

图 2.10　控制器与压力显示

三、胶囊内镜的设备和构造

（一）概　述

　　胶囊内镜于 2000 年问世，2001 年被美国食品药品监督管理局批准作为诊断小肠疾病的辅助手段之一，2003 年作为小肠疾病诊断的一线方法。最初的胶囊内镜要求患者佩戴固定在胸部和腹部的天线，以便通过无线电传感技术将胶囊内镜拍摄的图像传输到数据记录器。最初的技术可以捕捉 8h 的数据（约 7 万张图像），现在电池更新后可以收集长达 12h 的数据，以确保胶囊内镜能够观察盲肠。最初的胶囊内镜视野为 140°，现在已提高到 160°，最新的胶囊内镜为 360° 的视野。目前的商用胶囊内镜参数见表 2.1。胶囊内镜利用胃肠道自身蠕动完成胃肠道影像检查，克服了传统的推进式小肠镜体积大、检测过程痛苦、不适用于年老虚弱和危重患者等缺陷；具有体积小、重量轻、检查方便、无创伤、无痛苦等优势。

（二）设　备

1. 组成部分

　　目前市场上的小肠胶囊内镜检查系统主要由胶囊内镜、带有数据记录仪的传感系统以及用于图像查看分析的计算机工作站三部分组成，包括智能胶囊、图像记录仪、影像工作站（图 2.11）。

2. 构　造

（1）智能胶囊

　　智能胶囊是将照相模块、电池和无线收发模块密封在一个胶囊形状的医用高分子材料外壳中的一次性使用产品，用于拍摄及传输图像信息。以重庆金山科技有限公司的 OMOM 胶囊为例，其尺寸约为 11.0mm×25.4mm，内含 6 个超高亮度发光二极管，可以在黑暗的小肠环境中发光，采样速率为 2fps，工作时间 6±2h，工作温度 5~40℃。随着临床推广，小肠胶囊内镜也在不断升级换代（图 2.12~图 2.14）。

（2）图像记录仪

　　图像记录仪是将天线单元固定于人体腹部周围表面，接收、处理和储存智能胶囊传送的图像

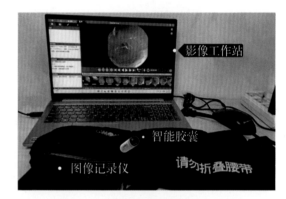

图 2.11　胶囊内镜系统组成示意图

表 2.1　商用胶囊内镜参数

项目	PillCam SB3	EndoCapsule 10	CapsoCamS V1	MiroCam	OMOM	ANHAN
制造商	Given Imaging	Olympus	CapsoVision	IntroMedic	重庆金山科技	武汉安翰科技
长度（mm）	26	26	31	24.5	31.0±1.0	27
直径（mm）	11	11	11	10.8	11.5±0.5	11.8
重量（g）	1.9	3.3	4	3.25	5.5±0.5	3
影像传感器类型	CMOS	CMOS	CMOS	CMOS	CMOS	CMOS
帧率（/s）	2~6（自适应帧率）	2	20	3	2.5~8	0.5~6
摄像头数量（个）	1	1	4	1	1	1
视野范围	156°	160°	360°	170°	160°	160°
电池寿命（h）	12	12	15	12	12	≥10

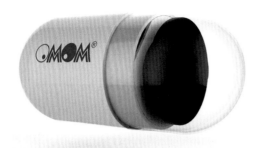

图 2.12　OMOM 胶囊内镜

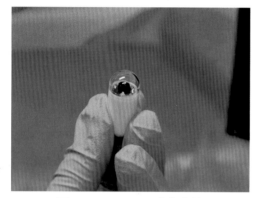

图 2.13　PillCam 胶囊内镜

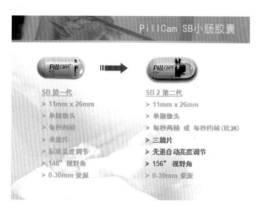

图 2.14　第一、二代 PillCam 胶囊内镜比较

信息。以 OMOM 胶囊内镜为例，其图像记录仪连续工作时间 ≥ 8h，存储容量 8GB，重量 < 0.8kg，具有自动搜索胶囊内镜信号，自动与胶囊内镜匹配，实时显示胶囊内镜拍摄的图像、记录仪电量及信号强度等功能（图 2.15~ 图 2.16）。

（3）影像工作站

影像工作站是胶囊内镜系统的配套软件，可实现对图像记录仪的设置和调校，对胶囊内镜工作状态实时监控和控制，以及对图像数据浏览、筛选、诊断等功能（图 2.17）。

（三）磁控胶囊内镜

磁控胶囊内镜系统主要由体外磁场控制装置、内置磁条的胶囊内镜以及图像实时显示平台等组成，通过体外磁场控制，精准改变体内胶囊内镜的位置、方向，在胃腔内定向移动，并转动拍摄胃内结构，实时记录，实现检查的完整性与

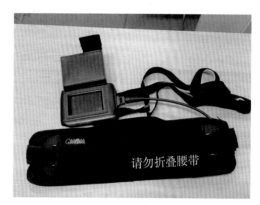

图 2.15　图像记录仪

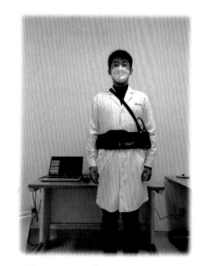

图 2.16　图像记录仪穿戴设备

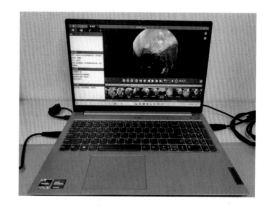

图 2.17　OMOM 胶囊内镜影像工作站

准确度。由于体外磁控方式不同，主要分为机械式、手柄式以及核磁共振成像式三类，以 OMOM 全自动胶囊内镜系统为例，胃和小肠图像自动采集模式，在不同时段具有不同采图帧率，无需多体位变换，智能操控对胃部多方位扫描式检查，可随时切换为人工操控模式，对可疑位置可进行抵近检查和多角度反复精检。目前磁控胶囊内镜主要是磁控下主动观察胃部和十二指肠球部，之后胶囊内镜在无磁控的状态下继续随小肠蠕动自行下行，拍摄图像，传输到数据记录器，再进行数据分析（图 2.18~ 图 2.19）。

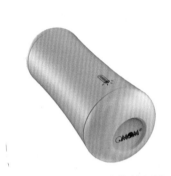

图 2.18　OMOM 姿势控制器

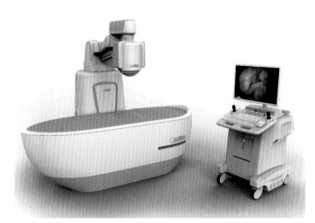

图 2.19　安翰磁控胶囊内镜影像工作站

（李路　任莉　郭晓燕）

第二节　适应证和禁忌证

一、单气囊、双气囊小肠镜的适应证和禁忌证

1. 适应证

潜在小肠出血（血管瘤、动静脉畸形）及不明原因缺铁性贫血。

疑似克罗恩病。

其他炎性肠病：非甾体抗炎药相关肠炎、非特异性小肠溃疡、白塞综合征、肠结核、缺血性小肠炎。

不明原因腹泻或蛋白丢失。

疑似吸收不良综合征（如乳糜泻等）。

疑似小肠肿瘤或增殖性病变：小肠癌、小肠间质瘤、小肠淋巴瘤、小肠转移瘤、小肠息肉、小肠脂肪瘤。

不明原因的小肠梗阻：粘连性、肿瘤性、麦克尔憩室。

外科肠道手术后异常情况（如出血、梗阻、胆道及胰腺手术等）。

临床相关检查提示小肠存在器质性病变的可能。

已确诊的小肠病变（如克罗恩病、息肉、血管畸形等）治疗后复查。

小肠疾病的治疗：如小肠息肉切除术、小肠异物（如胶囊内镜等）取出术、小肠血管病变治疗术、小肠狭窄扩张术等。

困难结肠镜无法完成的全结肠检查。

手术后消化道解剖结构改变导致十二指肠镜无法完成的经内镜逆行胆胰管成像（ERCP）。

2. 禁忌证

（1）绝对禁忌证

严重心、肺等器官功能障碍者。

无法耐受或配合内镜检查者。

（2）相对禁忌证

小肠梗阻无法完成肠道准备者。

有多次腹部手术史者。

孕妇。

其他高风险状态或病变者（如中度以上食管 – 胃静脉曲张者、大量腹水等）。

低龄儿童（小于12岁）。

二、胶囊内镜的适应证和禁忌证

1. 适应证

不明原因的消化道出血。

疑似克罗恩病。

监测并指导克罗恩病的治疗。

疑似小肠肿瘤。

监测小肠息肉病综合征的发展。

疑似或难以控制的吸收不良综合征（如乳糜泻等）。

监测非甾体抗炎药相关性小肠黏膜损害。

临床上需要排除小肠疾病者。

2. 禁忌证

（1）绝对禁忌证

无手术条件或拒绝接受任何腹部手术者，一旦胶囊内镜滞留将无法通过手术取出。

（2）相对禁忌证

已知或怀疑胃肠道梗阻、狭窄及瘘管。

体内有心脏起搏器或其他电子仪器植入者。

吞咽障碍者。

孕妇。

（李红）

第三节　检查方法与技巧

一、双气囊小肠镜

（一）签署知情同意书

小肠镜检查的适应证与禁忌证在上一章已进行阐述，在小肠镜检查前检查医师应认真阅读患者病历，确认患者病情符合检查的适应证，同时又排除明显的禁忌证。当患者存在相对禁忌证时，需要反复考虑检查的益处与可能的风险，必要时需要与患者及家属多次沟通，讲明上述情况。因为小肠镜检查需要在气管插管全身麻醉状态下或不插管静脉麻醉状态下进行，所以与麻醉医师的沟通非常重要。检查前应预约麻醉医师访视，评估是否能够耐受麻醉。

（二）患者准备

1. 确定经口（顺行）或经肛（逆行）插镜

仅在部分患者中需要完成全小肠检查，并且也不强调在一次小肠镜检查中（经口插镜或经肛插镜）完成全小肠检查。小肠镜检查前确定进镜途径很重要，准确的进镜途径可以提高检查的投入 – 效益比，减少患者的痛苦，增加安全性。要根据临床表现作出判断以确定检查途径，如果病变位置靠近口侧，如十二指肠、空肠等，则选择经口插镜。如果病变位置靠近肛侧，如回肠等，则选择经肛插镜（图2.20）。从一侧进镜完成全小肠检查是十分困难的，所以尽量选择靠近病变的进镜途径。确定进镜途径的指证大致如下，经口进镜指征包括：①以黑便为主要表现；②胶囊内镜检查判析提示时间指数 ≤ 0.6（时间指数指胶囊内镜从幽门至病灶的通过时间或幽门至回盲瓣的通过时间）；③小肠三维 CT/MRI 提示病变位于空肠。经肛进镜指征包括：①以便血为主要表现；②胶囊内镜检查判析提示时间指数 > 0.6；③小肠三维 CT/MRI 提示病变位于回肠。

还应注意：不完全肠梗阻者应尽可能在肠道梗阻解除并完成相应肠道准备后再行小肠镜检查；有腹部手术史者检查前需提供既往手术记录，并尽可能在具有 X 线设备的检查间进行操作；需进行术中造影者，检查前应完成相应的过敏试验。

2. 术前用药及器械准备

进行小肠镜检查的前一天开始低纤维饮食，并于晚餐后禁食。经口插镜检查的胃肠道准备较简单，可采用禁食 8~12h，禁水 4~6h，或前一天晚20时后禁饮食，可在禁饮食前服用轻泻药（如利那洛肽、莫沙必利等）清肠。经肛进镜者肠道准备方法与结肠镜检查清肠方法相似，需要进行

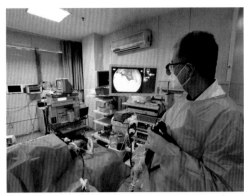 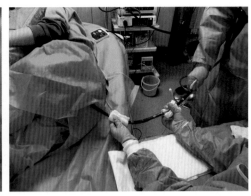

A.经口插镜检查　　　　　　　　　B.经肛插镜检查

图 2.20　双气囊小肠镜操作

彻底的肠道准备。即在检查前一天晚上服用一半剂量的肠道准备药物（多选择聚乙二醇电解质散），另一半剂量在检查当天提前 4~6h 服用。

　　进行小肠镜检查时可采用气管插管全身麻醉后进行，也可采用清醒镇静的方法进行检查，术前给予哌替啶 50~100mg，以及安定等药物，并给予山莨菪碱解除胃肠道痉挛。

　　进行小肠检查时需要准备必要的附件，如准备活检钳、黏膜下注射针、可用作标记物的金属夹等。以往小肠镜活检孔道孔径较小，仅能通过厂家定制的极细活检钳，组织取材大小有限，影响后续的病理检查结果。目前随着小肠镜活检孔道孔径的增大，可采用胃镜及结肠镜检查时用的普通活检钳，组织取材体积增大，可提高后续的病理检查的明确性。在检查过程中如果需要对检查终止部位进行标记，则需要用黏膜下注射针进行标记物的黏膜下注射。标记物可选用印度墨汁或纳米碳等（图 2.21）。在标记过程中也可将金属夹置于检查终止部位的黏膜上，或喷洒结晶紫溶液等。其中黏膜下注射标记物和留置金属夹的方法保持时间较长，适用于需要在一至数日后从另一侧进镜完成全小肠检查的患者。而喷洒结晶紫溶液适用于结束本次操作后立即从另一侧进镜进行小肠镜检查的患者。

　　当进行小肠镜下治疗操作时，需要根据病灶的类型准备相应的附件。当进行小肠息肉治疗时需准备注射针、圈套器、和谐夹、电切设备等（图 2.22）。当进行小肠狭窄镜下扩张时，需准备扩张气囊、压力表、喷洒用的止血药物等。当进行血管畸形治疗时，需准备注射针、血管硬化剂等。

（三）检查方法与技巧

　　小肠镜检查时，有条件者强烈推荐使用 CO_2 充气。经口途径插镜技巧：小肠镜由口腔插入胃内，一般由单人完成。术者将内镜插入胃体中下部或胃窦，再由助手将外套管送入胃内，外套管送入口腔之前，必须充分涂抹润滑剂，避免来回通过咽喉部造成机械性擦伤。当内镜进入十二指肠水平段后，先将内镜前端的气囊充气，使内镜固定不易滑动，然后将外套管沿镜身滑至十二指肠水平段，接着将外套管前端的气囊充气。此时，

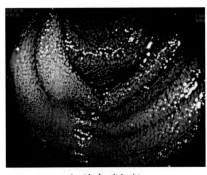 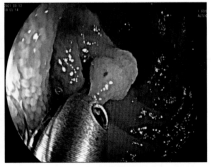

A.纳米碳标记　　　　　　　　　B.和谐夹标记

图 2.21　小肠镜下标记方法

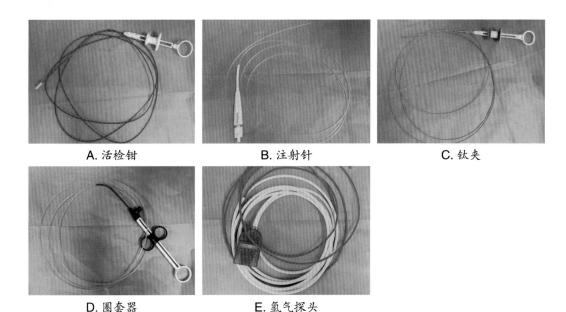

A. 活检钳	B. 注射针	C. 钛夹

D. 圈套器   E. 氩气探头

图 2.22 部分双气囊小肠镜下的治疗器械

两个气囊均处于充气状态，内镜、外套管与肠壁已相对固定，同时拉直内镜和外套管，使其在胃内处于伸直状态。然后将内镜前端的气囊放气，镜身缓慢向前插入，最大程度进镜后，再次将内镜前端的气囊充气，使内镜不易滑动，然后将外套管气囊放气并沿镜身继续向前滑动。之后按照

小肠镜检查步骤来回牵拉进镜，操作镜身向肛侧前行。一般经口小肠镜，满意的插入深度至少应该越过幽门 300cm 以上。因为经口途径插镜过程通常较经肛进镜容易进行，所以应尽量达到回肠更深处，尤其对于准备完成全小肠检查的患者而言更应如此（图 2.23）。

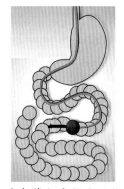
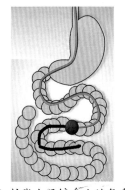
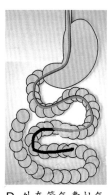

A. 外套管气囊扩张后插入 小肠镜身   B. 小肠镜身插入至小肠远端   C. 扩张小肠镜身头端气囊   D. 外套管气囊抽气

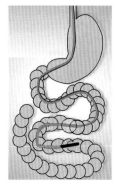
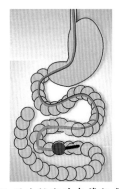
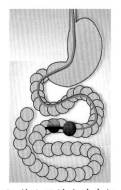

E. 插入外套管至小肠镜身头端   F. 再次扩张外套管气囊   G. 将小肠镜向外牵拉

图 2.23 双气囊小肠镜经口插入过程

经肛途径进镜时，小肠镜通过结肠一般相对容易，但仍要注意提高插入效率，尽量少注气，并充分拉直。小肠镜如何顺利通过回盲部是经肛小肠镜检查最关键的技巧，也是很多初学者的难点。由于解剖的原因，大部分人回肠末端肠管轴向与升结肠轴向之间形成较锐的角度，正常情况下内镜头端往往需要较大的弯曲（有时甚至需要在回盲部180° U形反转）才能正对回盲瓣开口，这种情况下随着镜身插入，内镜头端不进反退，从回肠末端退回到结肠。这种情况下的进镜技巧包括：①助手按压患者右下腹部（即回盲瓣）；②改变患者体位，如由左侧卧位改为平卧位；③采用吸气、反复牵拉镜身等方法使小肠镜前端与回肠末端的夹角减小；④有时活检孔道内插入活检钳或可以增加小肠镜身硬度，增加进入回肠末端的机会。

二、单气囊小肠镜

（一）签署知情同意书

术前谈话并签署知情同意书，充分告知患者小肠镜检查的益处和风险：可能存在不能发现病灶的情况。并告知后续处理措施等。

（二）患者准备

1.确定经口插镜（顺行）或经肛插镜（逆行）

一般而言，对于怀疑空肠病变者（以黑便为主要表现，或胶囊内镜检查判析提示时间指数 ≤ 0.6、小肠三维 CT/MRI 提示病变位于空肠），建议首次小肠镜检查选择经口进镜途径（图 2.24A）；对于怀疑回肠病变者（以便血为主要表现，或胶囊内镜检查判析提示时间指数 > 0.6、小肠三维 CT/MRI 提示病变位于回肠），建议首次小肠镜检查选择经肛进镜途径（图 2.24B）。同时可根据疾病的好发部位来选择，例如怀疑克罗恩病（好发于回肠）时，首选经肛进镜，而 P-J 综合征（息肉好发于空肠）检查时可选择经口进镜。

2.术前用药及器械准备

（1）肠道准备

检查前一天开始低纤维饮食，并于晚餐后禁食。经口检查者禁食 8~12h，同时禁水 4~6h 即可；经肛检查者肠道准备方案与全结肠镜检查相同前一天晚上服用一半剂量，另一半剂量在检查当天提前 4~6h 服用。清肠剂可选用复方聚乙二醇等。对于不完全性肠梗阻者，应尽

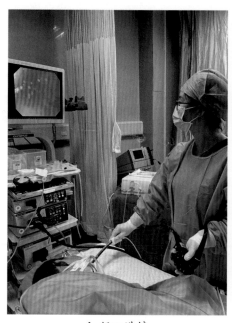
A.经口进镜

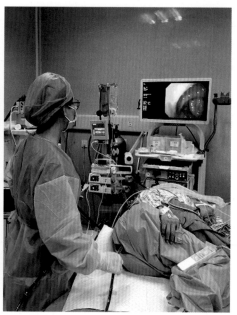
B.经肛进镜

图 2.24　单气囊小肠镜操作

可能在肠道梗阻解除并完成相应肠道准备后行小肠镜检查。

（2）麻醉或镇静

小肠镜检查建议在麻醉或镇静状态下进行。通常采用静脉麻醉方式，予以静脉缓慢推注/泵入丙泊酚等药物，镇静可采用咪达唑仑等药物，但均需心电及血氧监护。经口途径检查时，建议气管插管麻醉以避免误吸，减少检查后吸入性肺炎并发症发生率。经肛途径检查时，通常只需静脉麻醉即可，但当患者存在胃潴留或肠梗阻时，也需气管插管。因此，在小肠镜检查前，需由麻醉医师做好相关的评估工作，当患者情况符合麻醉要求时方可实施麻醉。当患者存在麻醉禁忌证时，在特殊情况下，如患者有强烈小肠镜检查指征（持续消化道出血、胶囊内镜或常规影像学检查明确提示小肠病变等），且预估检查时间较短则可能发现病变，在与患者及家属充分沟通的前提下，可以采用镇静方式（哌替啶、地西泮）实施小肠镜检查。

（3）X线设备

X线设备对于小肠镜检查而言不是必需的，但对提高进镜效率和深度却有帮助。对于初始开展小肠镜检查的单位，操作应尽可能安排在有X线设备的操作室进行，这有利于在透视下观察内镜的进镜深度和部位、辅助解袢。对于怀疑小肠局部有瘘管或梗阻的病例，还可进行术中造影（术前造影剂过敏试验阴性）。

（4）CO_2气泵

目前有充分证据表明，在小肠镜检查过程中，采用CO_2注气代替空气，有利于减少操作过程中的小肠气体滞留，从而使更多的小肠组织套叠于外套管上，提高全小肠检查成功率，并减轻患者术后腹痛、腹胀等不适感，因此建议在有条件的单位尽可能开展。

（5）检查设备完好性

操作者术前必须仔细检查机器设备、外套管、气囊、气泵等器材设备的完好性。尤其需要注意外套管或内镜前端的气囊是否有漏气或无法完成注气/放气的现象。气囊工作状态的异常通常与内镜或外套管的注气管道堵塞或安装方法不当有关，需要重新检查更换。

（三）检查方法与技巧

小肠是位于胃和大肠之间的器官，长5~7m，由十二指肠、空肠、回肠三部分组成。从Treitz韧带到回盲部的空肠及回肠并非固定于腹腔内，而是屈曲地游离于腹腔。这种解剖学特点是普通内镜难以进入小肠深部的原因。

1. 检查方法

SBE的进镜途径和方法与DBE大致相同。以经口进镜为例。操作者将内镜由口腔插入胃体中下部或胃窦（图2.25A），再将外套管送入胃内（图2.25B），继续插入内镜至十二指肠水平段后（图2.25C1），调节内镜角度钮至前端最大弯曲（图2.25C2），保持内镜下视野固定。用内镜前端钩住小肠，沿镜身滑入外套管至内镜前端（图2.25D1~D2），外套管近端应处于镜身标志线155cm处，此时外套管前端与内镜前端保持5cm距离，注意不能将外套管置入过深，否则会影响内镜前端的固定作用，然后向外套管气囊注气固定肠管（图2.25E1~E2）。放松内镜角度钮使内镜前端恢复正常状态（图2.25F），回拉内镜及外套管（图2.25 G1~G2），使其在胃内处于伸直状态并使肠管套在外套管上。继续进镜至最大深度后，调节内镜角度钮使内镜前端钩住小肠，将外套管气囊放气并滑行至内镜前端，再次向外套管气囊内注气，放松内镜角度钮使内镜前端变直，回拉内镜及外套管。重复上述过程，将肠管不断套在外套管上，将内镜插入小肠深处。SBE与DBE操作的关键区别在于，当外套管气囊放气后准备滑送外套管时，必须调节内镜角度钮至前端弯曲最大，保持内镜下视野固定，用内镜前端钩住小肠，以此代替DBE前端气囊的作用，固定小肠，不致滑脱。

经口DBE的插入深度为220~360cm，经肛DBE的插入深度为120~180cm，双侧对接成功率为60%~86%；经口SBE的插入深度为130~270cm，经肛SBE的插入深度为70~200cm，双侧对接成功率较DBE低0~24%。

2. 检查技巧

小肠镜操作的主要技巧包括：循腔进镜，多吸气少注气，正确判断肠腔走向，滑镜，有效钩拉，转动式推进内镜，避免内镜结圈成袢。尽量

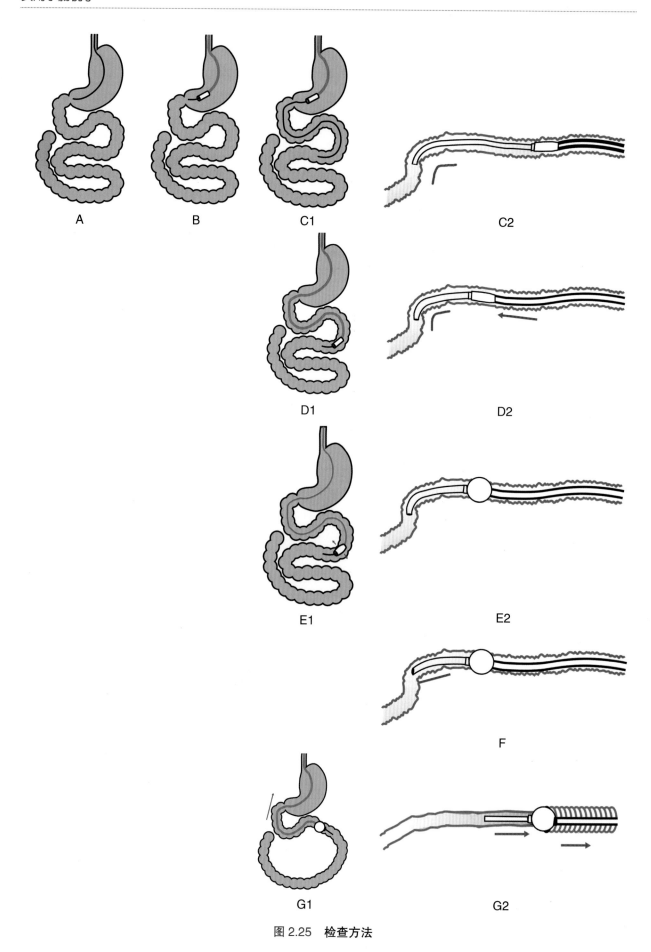

图 2.25　检查方法

使内镜走行形成同心圆状。如果遇到进镜困难时，X 线引导对解袢、顺利进镜很有帮助。当一侧进镜没有发现阳性病变或发现的病变不能解释临床状况时，可在进镜的最深处进行标记，然后择期进行对侧进镜的小肠镜检查。

有研究指出，相对于当日立即进行对侧进镜小肠镜检查，择期检查的插入深度更深，这提示择期对接检查比当日立即进行对接检查有更高的完成率。因此，小肠镜对接检查没有必要在同一天内完成。如果要在同一次麻醉下完成两侧进镜检查，建议先经肛进镜检查，这会避免先经口进镜时注入的气体和水蠕动至回肠而影响操作。

3. 操作中注意事项

进镜深度及病变部位的判断：在空肠上段和回肠末段进镜深度及病变部位可以相对准确地判断，但是当内镜进入小肠较深部位以后，判断进镜深度及病变部位就不准确了，只能做到大致判断，判断方法如下。

（1）粗略判断法

小肠黏膜形态：一般空肠肠腔大。黏膜皱襞高、皱襞间距短（图 2.26 A1~A2）；而回肠肠腔小，黏膜皱襞平坦，皱襞间距长，可见树枝状血管（图 2.26 B1~B2）。

距天然标志部位的距离：可根据内镜与明确的解剖部位，如十二指肠悬韧带、回盲瓣、手术吻合口等距离进行判断，但仅限于距离上述部位 50cm 以内，超出此范围不易判断。

（2）精确判断法

距离加法：可根据每次小肠镜的有效进镜距离（插入深度）进行累加，通过每个回合记录内镜镜身前进的距离（A），减去脱落或无效进镜的距离（B）。缺点是增加工作量和时间，并且当后期无效进镜增多时误差较大。

进镜深度（cm）＝（A1 － B1）＋（A2 － B2）＋……＋（An － Bn）

外套管深度估算法：依据检查结束时套叠在外套管上的小肠长度，按照一定的拉伸系数计算进镜深度。优点是简便易行，不需频繁记录，仅记录外套管的起始和结束两个刻度。缺点是拉伸系数易受肠系膜脂肪厚度、肠壁厚薄、肠腔残留气体的影响，存在个体差异。

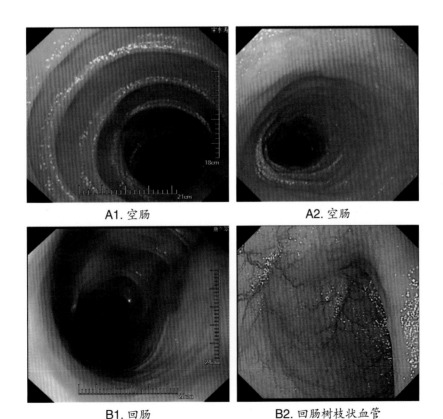

A1. 空肠　　　　　　　　　A2. 空肠

B1. 回肠　　　　　　　B2. 回肠树枝状血管

图 2.26　空肠和回肠的形态

进镜深度（cm）＝（末次回拉－首次回拉时外套管在门齿或肛缘刻度）×（5~8）

三、胶囊内镜

（一）签署知情同意书

胶囊内镜操作医生应当在检查前详细告知受检者或其法定监护人（或代理人）该项检查的适应证、禁忌证、检查注意事项、检查流程、可能出现的并发症及其处理措施等，耐心回答受检者或其法定监护人（或代理人）提出的疑问，保证其充分知情。征得受检者或其法定监护人（或代理人）同意后，如为受检者本人则应签署知情同意书，如为其法定监护人（或代理人），则除了签署知情同意书外，同时还要签署委托书。操作医生也应当同时在知情同意书上签字确认。签署的胶囊内镜检查知情同意书由检查室妥善保管。

（二）患者准备

1. 检查前准备

检查前至少3d内不能接受需吞服钡剂进行的检查。

受检者于检查前一天忌烟酒、辛辣刺激和不易消化食物。

检查前一天晚餐进半流食，晚8时后禁食。

检查前一天晚8时后至检查前，不能饮用有色饮料和药品。

检查前40min服用适量祛泡剂（5~10mL西甲硅油或100mL二甲硅油）以减少小肠肠腔内的泡沫对视野的影响。

2. 肠道准备

肠道准备推荐使用清肠剂，可适当使用祛泡剂，目前临床常用的清肠药物包括以下四种。

（1）复方聚乙二醇电解质散

复方聚乙二醇电解质散是一种容积性泻药，不影响肠道的吸收和分泌，不会引起电解质失衡，这是目前应用最为广泛的一种。

（2）磷酸钠盐

磷酸钠盐主要成分是磷酸氢二钠和磷酸二氢钠，为高渗性溶液，将水分从肠道组织吸收到肠腔中达到清洗肠道的作用。与聚乙二醇电解质散相比，其溶液剂量少，患者依从性好，但在肠道准备过程中可能出现电解质紊乱。

（3）甘露醇

甘露醇有甜味、口感好，其效果类似聚乙二醇电解质散，饮水量少，患者易接受，但是在肠道被细菌分解容易产生可燃性的氢气，行内镜下手术时可能引起爆炸，故应用受到一定的限制。

（4）硫酸镁

硫酸镁为高渗性溶液，导泻效果比较好且价格便宜，但是此药味苦、有腥味、口感差，与复方聚乙二醇电解质散相比有引起电解质紊乱的风险，一般用于体质比较好的受检者。

3. 器械准备

小肠胶囊内镜系统主要组件包括：智能胶囊、图像记录仪、影像工作站（以重庆金山科技有限公司胶囊小肠镜内为例，图2.27）。

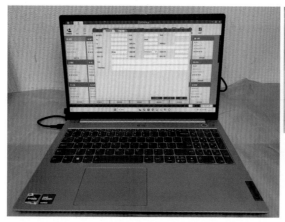
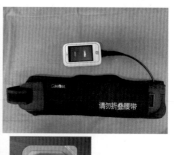

图 2.27　金山胶囊小肠内镜系统组件

（三）检查方法与技巧

1. 受检者筛选

参照胶囊内镜检查适应证及禁忌证，筛选受检者。

2. 受检者肠道准备

检查前一天进食半流质饮食，平素便秘者可提前两天少渣饮食，检查前一天半流食；检查前一晚6时开始进行肠道清洁准备。口服导泻药物（如聚乙二醇散、20%甘露醇、硫酸镁等），以聚乙二醇电解质散（IV）为例，需口服2盒（每盒药A剂12袋，B剂12袋，同时溶于1500mL温水中，约1h服用完），多活动，排出大便呈清水样最佳，或呈淡黄色水样便，无粪渣。肠道清洁准备后可饮水，不可进食。

3. 设备准备

胶囊内镜检查前要检查图像记录仪是否充满电，小肠胶囊是否在有效期内，影像工作站连接是否正常等。

4. 受检者穿戴记录仪

嘱受检者除去随身携带的金属物品及电子产品，调整记录仪（背心式或腰带式），使其穿戴舒适（图2.28）。

5. 添加受检者信息

在影像工作站建立受检者信息，录入检查用胶囊内镜序号及检查编号（图2.29）。

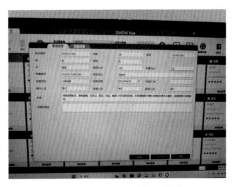

图2.29 录入受检者信息

6. 吞服胶囊

从包装盒内取出胶囊，光源启动后观察胶囊摄像头亮度，亮度正常并稳定后，嘱受检者用少量清水吞服胶囊（图2.30）。

7. 实时查看

智能胶囊被吞服后随胃肠道蠕动进入小肠观察及拍照。检查者可在影像工作站及图像记录仪显示屏实时观察，了解胶囊运行部位。受检者吞服胶囊后活动1~2h（慢走为主）再回到检查室，检查医生确认胶囊进入十二指肠后，可让受检者穿戴记录仪离开。

8. 胶囊小肠内镜检查

确定胶囊内镜进入十二指肠以后，嘱受检者可离开检查室，可适当活动，避免剧烈运动；避免长时间久坐或卧位导致胶囊内镜长时间停留在

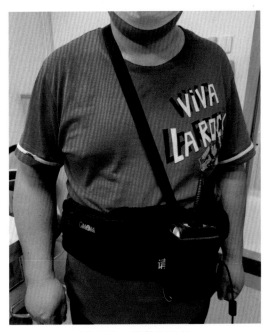

图2.28 穿戴记录仪

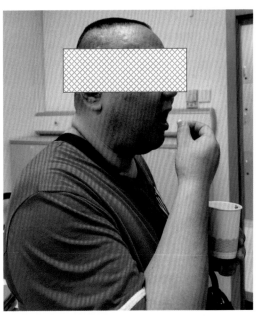

图2.30 吞服胶囊

同一部位；胶囊内镜进入十二指肠 3~4h 后可少量进食，以清淡为主，检查结束后可恢复正常饮食，检查过程中出现饥饿感或有低血糖倾向时，可服用少许葡萄糖水或无色透明能量饮料；检查过程中及检查结束后未确定胶囊内镜排出体外前禁止行核磁共振检查。

9. 小肠胶囊内镜检查后

检查结束后可恢复正常饮食，每天观察胶囊内镜是否从粪便中排出，如 1 周仍未排出，应及时联系操作医生，在未确定小肠胶囊内镜排出体外前禁止行磁共振检查。

10. 下载数据

检查结束后，受检者归还记录仪，医生连接记录仪及影像工作站下载数据。

11. 分析报告

医生在影像工作站进入图片浏览界面，阅片并对图片进行标记，按报告格式填写报告，最后打印报告单并签字（图 2.31）。

四、磁控胶囊胃镜

磁控胶囊胃镜检查是一种新型的胃镜检查方式，是依靠体外磁场精准控制进入人体内的胶囊胃镜的运动、姿态和方向，按照检查需要精准地对胃腔内黏膜及病变拍照，达到全面观察胃腔黏膜。磁控胶囊胃镜系统主要用于胃部疾病的诊断，

胃部检查结束后胶囊内镜可随胃肠蠕动进入小肠，继续进行小肠的检查。

（一）检查前准备

（1）检查前至少 3d 内不能接受需吞服钡剂进行的检查。

（2）受检者于检查前一天忌食辛辣刺激和不易消化食物。

（3）检查前一天晚餐进半流食，晚 8 时后禁食。

（4）检查前一天晚 8 时至检查前，不能饮用有色饮料和药品。

（5）检查当天晨起可饮清水一杯，进行初步的胃腔冲洗。

（6）若还需小肠检查，则需提前行肠道准备，方法与胶囊小肠镜检查相同。

（7）检查前 40min 服用适量祛泡剂（10mL 西甲硅油或 200mL 二甲硅油）及链酶蛋白酶 80mL，以减少泡沫及胃黏液对视野的影响。服祛泡剂及链酶蛋白酶后需分次饮水（共 500~1000mL）至腹部有饱胀感，以使胃腔充盈。

（8）检查前需除去身上携带的手表、钥匙、饰品等金属物品及电子产品。

（二）检查方法

目前常用的磁控胶囊胃镜系统为机械臂式和

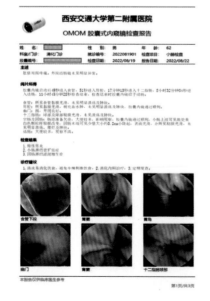
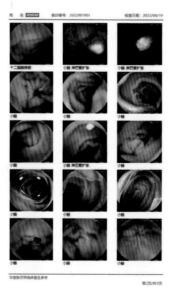
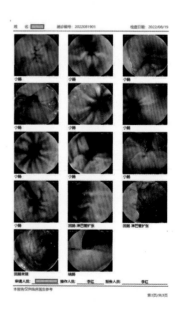

图 2.31　检查报告单

手柄式，主要组件包括胶囊式内镜、图像记录仪、影像工作站、固定强度的磁场组件（图 2.32~ 图 2.33 ）。检查方法参见图 2.34。

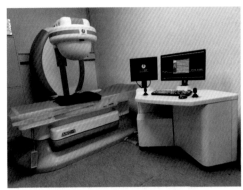
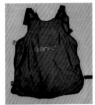
便携记录器及检查服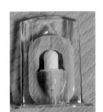
磁控胶囊包装

磁控胶囊内镜控制系统及软件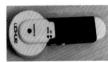
胶囊定位器
磁控胶囊内镜机器人

图 2.32　安翰磁控胶囊胃镜系统组件（机械臂式）

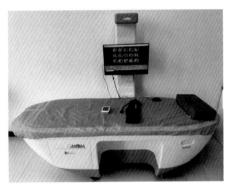

胶囊内镜包装
胶囊内镜
记录仪

金山磁控胶囊内镜系统工作站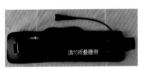
检查腰带
胶囊内镜姿态控制器

图 2.33　金山磁控胶囊胃镜系统组件（手柄式）

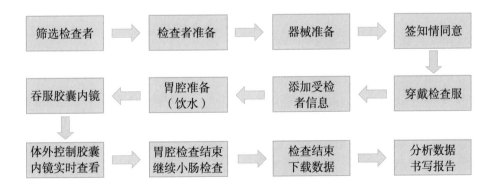

图 2.34　磁控胶囊胃镜检查方法

（王深皓　陈芬荣　任莉　李红）

第3章

小肠常见病的诊断

第一节 小肠肿瘤性疾病

一、小肠息肉

（一）概 述

小肠息肉的类型包括增生性息肉、腺瘤、家族性腺瘤性息肉病、家族性幼年性息肉病以及黑斑息肉综合征（Peutz-Jeghers 综合征，简称 P-J 综合征）。除增生性息肉外，其他息肉都有潜在的恶变风险，需要监测并及时治疗。小肠息肉的临床表现因息肉的数量以及大小而异。息肉数目较多或体积较大的患者可能会出现肠套叠、肠梗阻。也可表现为间断性便血，并合并贫血。部分患者会继发感染，或出现便秘或者腹泻、腹胀等症状。

（二）镜下特点

1. 小肠镜下表现

小肠镜下所见息肉形态仍遵循山田分型原则。Ⅰ型息肉（广基扁平型息肉）：隆起的起始部较平滑，界限不清楚；Ⅱ型息肉（半球形息肉）：隆起的起始部有明确的界限，但无蒂；Ⅲ型息肉（亚蒂型息肉）：隆起的起始部略小，形成亚蒂；Ⅳ型息肉（带蒂型息肉）：隆起的起始部明显狭小，形成蒂。与消化道其他部位的息肉类似，小肠息肉常呈丘状、半球（或球）状、分叶状，呈单发或多发，表面色泽正常或发红，有的表面可有糜烂或溃疡，大小由数毫米至数厘米，个别巨大者甚至堵塞肠腔，无法观察全貌（图3.1）。息肉-色素沉着-脱发-甲营养不良综合征（Cronkhite-Canada 综合征，CCS）属于一种非遗传性息肉病，以消化道弥漫性息肉病和色素沉着、脱发和指甲萎缩为特征，伴有腹泻和低蛋白血症。幼年性息肉（juvenile polyposis，JP）及 CCS 息肉与增生性息肉形态学（包括病理学）都很类似。P-J 综合征是常染色体显性遗传的家族性肿瘤综合征，以小肠为中心分布且被认为是多发错构瘤性息肉，大息肉常带茎，呈分叶状外观。

2. 胶囊内镜下表现

胶囊内镜下所见息肉形态仍遵循山田分型原则。息肉可集中在一段肠黏膜分布，也可散在分布，大小不等。小的息肉直径为 2~3mm，呈丘状，较周围小肠绒毛稍大，表面常带有绒毛；较大的息肉直径甚至可达 10cm 以上，占据肠腔，表面可光滑，分叶状或绒毛状，色泽正常或稍发红（图3.2~ 图 3.3）。

（三）鉴别诊断

1. 小肠间质瘤

小肠间质瘤以空肠多见，其次为十二指肠、回肠。小肠镜下间质瘤的主要特点为圆形、类圆形或蕈状隆起，表面光滑，顶部常伴有凹陷或呈溃疡样，覆盖白苔或血痂，触之易出血（图3.4A）。采用由于胶囊移动的不可控性，肠道内气体、液体对病灶检出有较大影响，胶囊内镜检查时小肠单个、较小病灶的遗漏及误诊率均较高，较大的间质瘤清晰可见，目前胶囊内镜常被作为一种筛选性手段（图 3.4B）。超声内镜检查（EUS）与超声内镜引导下细针穿刺提高了间质瘤的诊断准确率，但目前并不主张行肿块穿刺细胞学检查，因为间质瘤的假囊较脆弱，溃破继发细胞脱落后易造成种植转移。

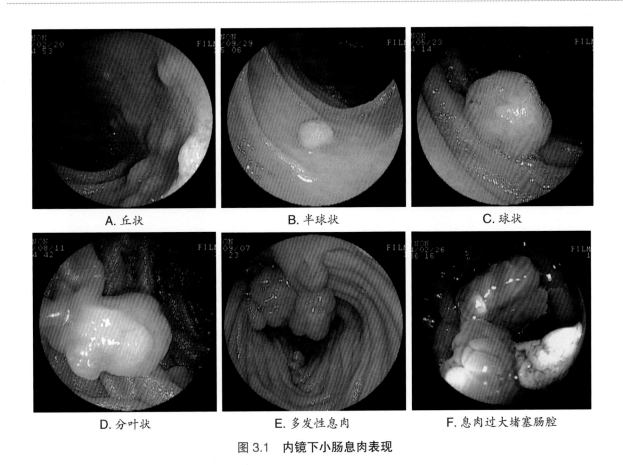

A. 丘状　　　　　　　　B. 半球状　　　　　　　　C. 球状

D. 分叶状　　　　　　　E. 多发性息肉　　　　　　F. 息肉过大堵塞肠腔

图 3.1　内镜下小肠息肉表现

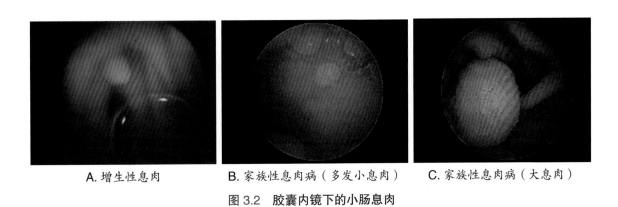

A. 增生性息肉　　　B. 家族性息肉病（多发小息肉）　　C. 家族性息肉病（大息肉）

图 3.2　胶囊内镜下的小肠息肉

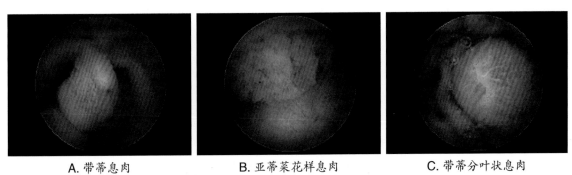

A. 带蒂息肉　　　　　B. 亚蒂菜花样息肉　　　　　C. 带蒂分叶状息肉

图 3.3　胶囊内镜下的小肠 P-J 综合征息肉

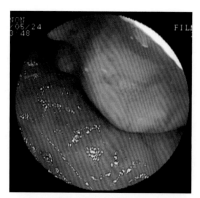

A. 小肠镜下表现

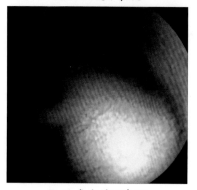

B. 胶囊内镜下表现

图 3.4　小肠间质瘤的镜下表现

2. 小肠脂肪瘤

小肠脂肪瘤是脂肪的异常沉积，是由成熟脂肪细胞和包含少量血管的结缔组织构成的良性非上皮性肿瘤。多见于回肠末端，起源于黏膜下层，具有明显的界限，多为单发，表面光滑，略带淡黄色，呈息肉样生长。胶囊内镜下表现同小肠镜（图 3.5）。

3. 小肠血管瘤

小肠血管瘤一般源自小肠黏膜下血管丛，分为毛细血管瘤、海绵状血管瘤、混合型血管瘤及毛细血管扩张症。多小于 2cm，有亚蒂或广基性结节样黏膜下肿物，多为单发，镜下可见苍白或暗红色黏膜下隆起，可呈多种形态。胶囊内镜下表现与小肠镜相同（图 3.6）。

4. 小肠淋巴管瘤

小肠多为海绵状淋巴管瘤，发生率较低，常为单发，瘤体大小 1~3cm，大者可达 20cm，呈黄白色或灰白色凹凸不平的黏膜下肿物样隆起，有透明感，表面光滑，钳子压迫易变形。超声内镜下呈隔膜样结构即可确诊。

5. 小肠纤维瘤

小肠纤维瘤是较少的一种界限清晰的良性肿瘤，由致密的胶原囊及多少不等的成纤维细胞组成，可累及黏膜下、肌层或浆膜层，包括纤维肌瘤，神经纤维瘤，肌纤维瘤病等类型。

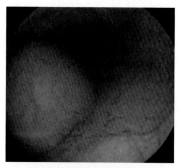

A. 小肠镜下表现

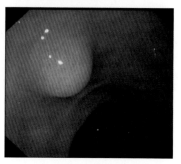

B. 胶囊内镜下表现

图 3.5　小肠脂肪瘤的镜下表现

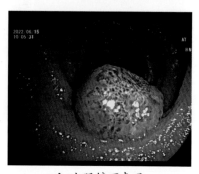

A. 小肠镜下表现

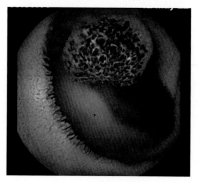

B. 胶囊内镜下表现

图 3.6　小肠血管瘤的镜下表现

6. 小肠神经内分泌瘤

小肠神经内分泌瘤发病率极低，起源于黏膜深层神经内分泌细胞，色泽略黄，表面覆正常光滑黏膜，常有凹陷，伴糜烂，溃疡，可见血管增生，病变好发于回肠，尤其是回肠末端，且具有多发倾向。

7. 十二指肠腺黏液囊肿

十二指肠腺黏液囊肿很少见，好发于中老年，肿瘤大小不一，可为多个或数个，位于十二指肠黏膜下，表面具有开口，分泌正常黏液。

（四）治 疗

由于小肠迂曲盘旋，且肠壁较薄，小肠镜下息肉切除术并发出血及穿孔的风险明显增大。因此，操作医师需进行相关的培训。目前，对小肠息肉多采用内镜下圈套器切除术（图 3.7）。当息肉较大时，可分次分片切除，若息肉无法取出，可进行活检并将息肉留置在管腔里，或用圈套器将息肉切割成碎块以防肠梗阻。小息肉可用氩等离子体凝固术（APC）切除（图 3.8）。小肠息肉也可采用内镜

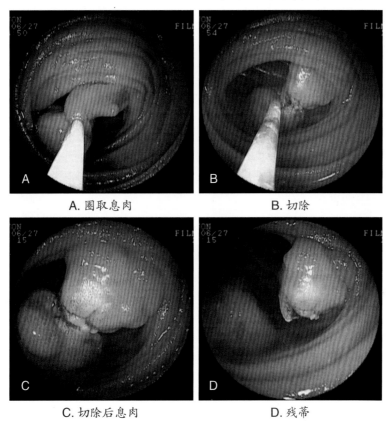

A. 圈取息肉　　　　　　　　B. 切除

C. 切除后息肉　　　　　　　D. 残蒂

图 3.7　内镜下小肠息肉圈套器切除术

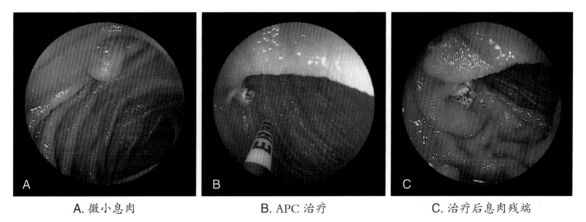

A. 微小息肉　　　　　　B. APC 治疗　　　　　　C. 治疗后息肉残端

图 3.8　小息肉 APC 治疗

下黏膜切除术（EMR），甚至巨大息肉还可行内镜下黏膜剥离术（ESD），以降低出血和穿孔的发生率。对于Ⅲ型或Ⅳ型息肉可采用钛夹夹闭蒂部致息肉缺血坏死而达到治疗目的。因既往腹部手术致严重肠粘连无法完成小肠镜下息肉切除或镜下切除息肉，具有较高风险时，可采用腹腔镜术中肠镜的方法完成清扫式息肉切除。

二、小肠癌

（一）概 述

小肠恶性肿瘤约占胃肠道全部恶性肿瘤的1%~2%，男性发病率约为女性的2倍。原发性小肠恶性分为四类：癌、类癌、恶性淋巴瘤和肉瘤，其他不常见的有黑色素瘤、浆细胞瘤等，以小肠癌多见。小肠癌细胞形态可分为：腺癌、黏液癌及未分化癌。小肠腺癌有时可并存两个原发癌灶，另一个可以在结、直肠、乳腺、子宫颈等处。大多数小肠腺癌在确诊时往往已经发生转移，由于

小肠黏膜富含淋巴管，能够通过绒毛与邻近的黏膜腔相连，具有较早转移的倾向。

小肠肿瘤早期缺乏典型的临床表现。恶性肿瘤中晚期才可出现症状。主要临床表现包括腹痛、腹部包块、消化道出血、肠梗阻、肠穿孔及腹膜炎。小肠肿瘤常出现腹泻、乳糜泻、乏力、贫血、消瘦、浮肿、恶病质等症状。

（二）镜下特点

1. 小肠镜下表现

小肠腺癌占小肠恶性肿瘤的半数左右，好发于十二指肠、空肠上段和回肠。早期多为隆起型、平坦隆起型。进展期分为隆起型和溃疡型。溃疡型又分为非狭窄型、管外发育型及环状狭窄型。

隆起型表现为边界呈乳头状显著隆起改变（图3.9 A），有时可因表面缺血出现糜烂，甚至溃疡（图3.9B~C）。

溃疡型的特征是溃疡边缘不规则，呈锯齿样改变，有时很难与淋巴瘤区别（图3.10）。

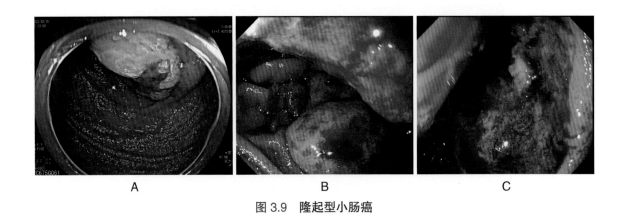

| A | B | C |

图3.9 隆起型小肠癌

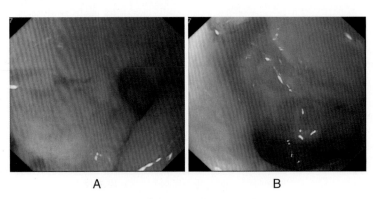

| A | B |

图3.10 溃疡型小肠癌

环状狭窄型一般是较小范围的环形狭窄，肿瘤的口侧多见肠管扩张（图3.11）。

2.胶囊内镜下表现

胶囊内镜检查对小肠肿瘤的早期诊断及治疗有重大意义。其无创、安全、舒适，同时可对全小肠进行检查，可早期发现病变。检查时可于小肠腔内发现不规则隆起占位性病变，表面可见糜烂、溃疡形成，粗糙不平，充血水肿易出血，部分病变呈类球形占位，肠腔狭窄，胶囊内镜可勉强通过；严重时病灶可累及近环周，肠腔狭窄，胶囊内镜嵌顿滞留，同时也起到病变定位作用，为外科手术提供精准定位（图3.12）。

（三）鉴别诊断

小肠癌应与小肠良性肿瘤、克罗恩病、小肠结核等鉴别。

1.小肠良性肿瘤

小肠腺瘤、平滑肌瘤、脂肪瘤、血管瘤等小肠良性肿瘤边界清晰，表面无污秽苔，基底有蒂或亚蒂（图3.13）。

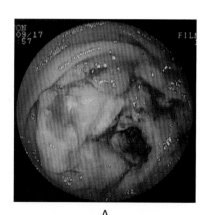

A

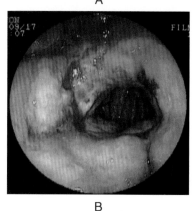

B

图3.11　环状狭窄型小肠癌

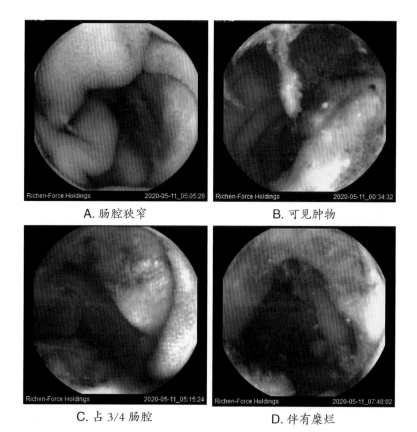

A.肠腔狭窄　　　　　　　B.可见肿物

C.占3/4肠腔　　　　　　D.伴有糜烂

图3.12　空肠癌胶囊内镜下表现

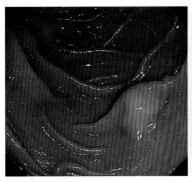

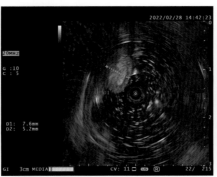

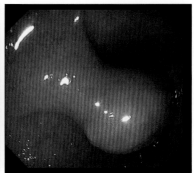

A. 小肠脂肪瘤   B. 小肠脂肪瘤超声内镜下表现   C. 小肠平滑肌瘤

图 3.13　小肠良性肿瘤

2. 克罗恩病

克罗恩病表现为纵行溃疡、裂隙样溃疡、多发节段性病变（图 3.14）。

3. 小肠结核

小肠结核表现为环形溃疡或不典型溃疡，多发或单发（图 3.15）。

4. 小肠血管瘤

小肠血管瘤为隆起型病变，表面有糜烂，触之软（图 3.16）。

（四）治　疗

小肠恶性肿瘤的治疗以根治性手术切除为首

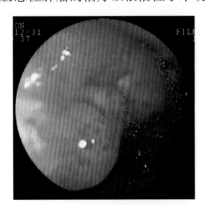

图 3.14　小肠克罗恩病

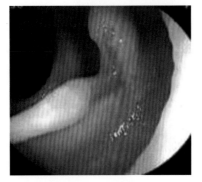

图 3.15　小肠结核

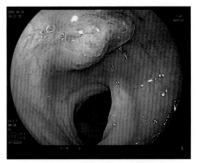

图 3.16　小肠血管瘤

选。腺癌恶性程度高，手术切除后 5 年生存率也仅为 15%~30%。小肠恶性肿瘤对化疗有效率为 50%，以联合用药较好。小肠恶性肿瘤对放疗不敏感，且小肠黏膜对放射反应较大，所以除了淋巴瘤和一些转移性肿瘤外，一般不主张放疗。

三、小肠淋巴瘤

（一）概　述

小肠淋巴瘤多发生在回肠，恶性程度较高，其多起源于肠壁黏膜下层中的淋巴组织，若病变沿着肠壁向纵深发展，向外侵入浆膜层、肠系膜及其淋巴结，向内则浸润黏膜，使黏膜皱襞僵硬。肠管可狭窄，亦可比正常稍宽，与正常肠管的分界不及小肠癌明显，一般无局限结节状肿块或明显的溃疡形成。早期无明显特异性临床表现，晚期由于肠壁神经丛受到淋巴瘤浸润的压迫，常有腹部钝痛，伴有腹胀、腹泻、恶心、呕吐等，可有不规则发热，严重者会出现小肠梗阻、小肠套叠、肠穿孔等并发症，腹部可触及包块，表浅淋巴结肿大不明显，很少有便血。实验室检查异常表现包括血常规提示贫血、粪隐血阳性。

（二）镜下特点

1. 小肠镜下表现

小肠镜下小肠淋巴瘤的表现分为 4 种：结节 / 息肉样增生型、溃疡型、弥漫浸润型和肿块型（图 3.17a）。结节 / 息肉样增生型指单发或多发息肉样或结节样增生，表面可伴糜烂，这一型最多。溃疡型分为 2 种，单发溃疡型表现为溃疡深大，表面污秽、周边呈堤状隆起；多发溃疡型表现为跳跃性分布的浅小溃疡。弥漫浸润型表现为病变部位管壁僵硬，蠕动差，肠腔狭窄，表面可伴糜烂或浅溃疡。肿块型表现为黏膜或黏膜下隆起，表面可伴糜烂或浅溃疡。病变可呈多灶性，上述形态可同时出现在同一患者的不同部位。

2. 胶囊内镜下表现

小肠恶性淋巴瘤胶囊内镜下表现不一，可分为溃疡型、浸润型、肿块型、结节或息肉型。小肠黏膜可见弥漫性肿胀糜烂、节段性溃疡，黏膜增生不平、结节样改变，可伴有活动性出血，严重患者可出现肠腔狭窄、穿孔等表现（图 3.17b）。

（三）鉴别诊断

1. 慢性阑尾炎

出现右下腹隐痛伴肿块形成，通过影像学检查，如右下腹部 B 超、腹部 CT、消化道钡餐透视等检查可以区分。

2. 肠结核

好发于青年，常有结核中毒症状，结肠镜下表现与淋巴瘤难以鉴别，可通过结核分枝杆菌相关检查及病理检查等鉴别。

3. 小肠腺癌

好发于十二指肠降段，管壁僵硬、毛糙，容易引起肠梗阻（图 3.18A~B）。

4. 克罗恩病

好发于回肠末端，多同时累及邻近结肠，常表现为节段性、跳跃性分布（图 3.18C）。

5. 小肠间质瘤

好发于空肠，多表现为球形隆起型病变，压之质硬，体积大者表面可出现溃疡样表现（3.18D）。

（四）治 疗

以手术治疗为主，术后辅助化疗。在治疗上应争取彻底切除原发病灶，将病变小肠连同肠系膜区域淋巴结一并切除。如肿瘤直径＞ 5cm，侵及肠道外器官者，也应进行病变小肠及邻近器官联合脏器切除。对于不能行根治性切除术的患者

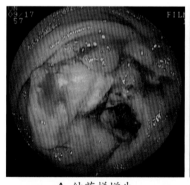

A. 结节样增生

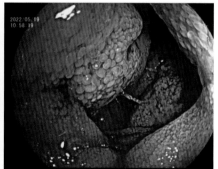

B. 结节样增生

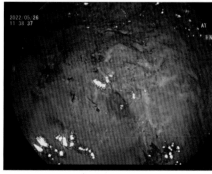

C. 弥漫浸润型

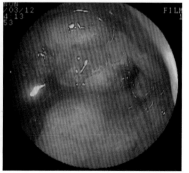

D. 溃疡型

图 3.17a　小肠镜下的淋巴瘤

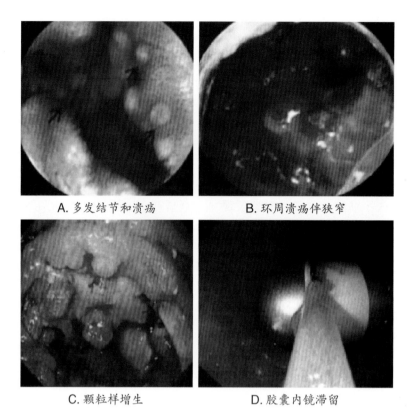

A. 多发结节和溃疡   B. 环周溃疡伴狭窄

C. 颗粒样增生   D. 胶囊内镜滞留

图 3.17b **胶囊内镜下的淋巴瘤。**图片引自潘蕾，李雪，陈村龙，等. 小肠淋巴瘤致胶囊内镜滞留 1 例. 现代消化及介入诊疗，2020，25（6）：696-697

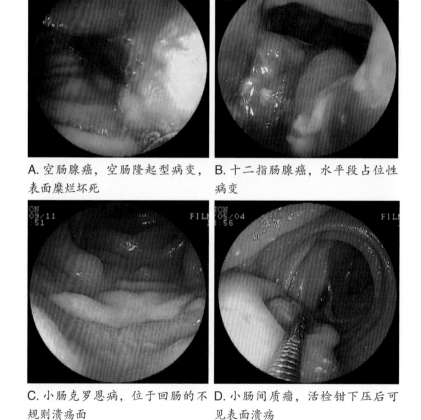

A. 空肠腺癌，空肠隆起型病变，表面糜烂坏死   B. 十二指肠腺癌，水平段占位性病变

C. 小肠克罗恩病，位于回肠的不规则溃疡面   D. 小肠间质瘤，活检钳下压后可见表面溃疡

图 3.18 **应与小肠淋巴瘤鉴别的疾病**

争取行姑息性手术，切除肠梗阻的肠段，恢复肠道的通畅。个别情况病变难以切除者可行短路手术。术后采取放疗、化疗等综合治疗方法。恶性淋巴瘤对放疗较为敏感，手术后均应行放疗，消灭残留组织，提高疗效。直线加速器一般在腹部前后进行照射，范围可适当放宽。如情况允许，在四周给予组织量 35~45Gy 为宜。小肠自身对放射线的耐受性差，剂量过大可造成放射性小肠炎，发生出血、狭窄、穿孔等并发症。小肠淋巴瘤对化疗亦较敏感。化疗药物的选择和给药方式尚未统一。环磷酰胺（CTX）、长春新碱（VCR）、多柔比星（阿霉素）、泼尼松（强的松）等疗效较好，常用化疗方案有 COP、CHOP 等。还应加强全身支持治疗，纠正吸收不良综合征。

四、小肠间叶性肿瘤

（一）小肠间质瘤

1. 概　述

小肠间质瘤是原发于小肠的胃肠道间质瘤（GIST），是胃肠道间质瘤的一种。小肠 GIST通常是小肠壁固有肌层内的肿块，可向腔内或浆膜面生长。由于发生在肌层，通常患者的黏膜完整，借此可以与腺癌、淋巴瘤等肿瘤鉴别，但若瘤体巨大，表面肠黏膜也可能坏死导致溃疡形成，使瘤体暴露于管腔。病理分型包括梭形细胞型、上皮样细胞型、梭形和上皮样细胞混合型。免疫组化分析是区别其他间叶源性肿瘤的主要方法，CD117 和 CD34 在 GIST 中的阳性表达率很高，前者达到 80%~100%，后者 60%~80%。小肠 GIST肿瘤较小者常无症状，往往在查体和其他手术时无意中发现。若较大者，则可引起各种症状。最常见的临床症状为黑便或便血，多伴有腹部不适、贫血、体重下降等。

2. 镜下特点

（1）小肠镜下表现

小肠间质瘤在小肠镜下有明确特点，其发生于固有肌层，表现为边界清楚、质地较硬的半球形或球形黏膜下隆起，用活检钳推动时肿块可产生滑动，较小的间质瘤表面黏膜是光滑的，较大者表面会形成糜烂或溃疡，肠腔狭窄或部分狭窄（图 3.19）。

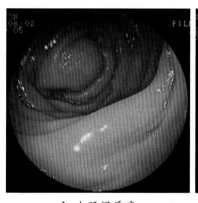

A. 小肠间质瘤

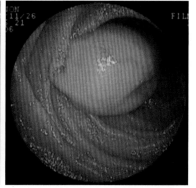

B. 间质瘤表面有溃疡形成

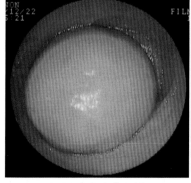

C. 间质瘤堵塞肠腔

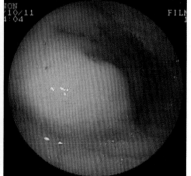

D. 间质瘤表面覆着血痂

图 3.19　小肠间质瘤小肠镜下表现

（2）胶囊内镜下表现

向腔内生长型病变，表现与小肠镜所见相似，病变较大者可导致肠腔狭窄，使胶囊内镜嵌顿滞留。向腔外生长型病变，胶囊内镜无法观察到病变全貌，因而无法明确病变（图3.20）。

3. 鉴别诊断

（1）间质瘤和平滑肌肿瘤

间质瘤和平滑肌肿瘤（包括平滑肌瘤和平滑肌肉瘤）均为发生于胃肠道的间叶源性肿瘤，内镜下形态相似，呈半球形，触之较硬（图3.21A）。在病理学上，间质瘤与平滑肌肿瘤十分相似。需要借助免疫组化标记加以识别，间质瘤最具特征性的免疫组化标记物是*c-kit*基因的产物CD117和CD34阳性，而这两个标记物对于平滑肌肿瘤来讲，均为阴性，因此CD117和CD34对两者的鉴别诊断具有重要的意义。

（2）脂肪瘤

小肠脂肪瘤主要来源于黏膜下层，一般体积不会很大，由成熟的脂肪组织组成，小肠镜下外观为球形，表面光滑，呈黄色，活检钳触动感质地软（3.21B）。

（3）血管瘤

小肠血管瘤少见，其中以空肠血管瘤最多见，约为48.2%，其次为回肠，约占41.6%，十二指肠血管瘤仅为8%~10%。小肠血管瘤多无临床特殊症状，约1/3患者可表现为消化道出血等。小肠镜下可见小的突出于肠腔内的息肉状肿物，呈红色或紫红色，局限或弥漫性分布（图3.21C）。

（4）内翻的麦克尔憩室

麦克尔憩室位于回肠下段，属于先天发育异常，憩室内常伴有异位增生的胃或胰腺组织。单纯麦克尔憩室常表现为肠壁旁深大的腔隙，但是当憩室向肠腔内翻出时常易误诊（图3.21D）。超声内镜检查有助于鉴别。

4. 治疗

目前GIST的治疗方法主要是手术治疗和分子靶向治疗，而手术治疗目前是唯一有治愈可能的治疗手段。肿瘤的完整切除是影响患者生存时间的很重要的因素，完全切除术患者的生存时间明显长于不完全切除术患者的生存时间。对于因各种原因不能首次完全切除的肿瘤来说，术前可采用辅助治疗措施（如服用分子靶向药物治疗），待瘤体缩小或肿瘤得到控制后再行手术切除，从而提高肿瘤的完整切除率。近年来随着对间质瘤分子发病机制的研究进展，分子靶向药物成为治疗间质瘤的主要方法之一。分子靶向药物治疗的出现极大地改变了间质瘤的治疗策略和预后。目前治疗间质瘤的分子靶向药物主要为伊马替尼（Imatinib）和舒尼替尼（Sunitinib）。其适应证为手术无法切除或复发性的间质瘤，临床上有时

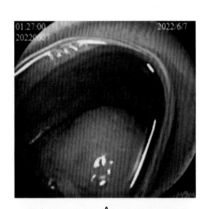

A

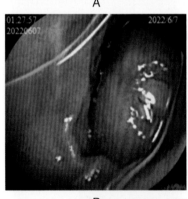

B

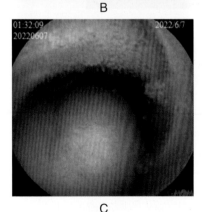

C

图3.20　间质瘤胶囊内镜下表现。图片由大同市第三人民医院古艳芳提供

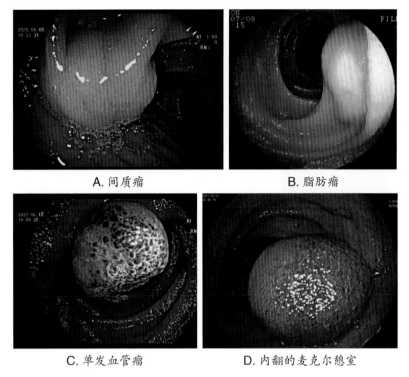

A. 间质瘤　　　　　　　　　B. 脂肪瘤

C. 单发血管瘤　　　　　　　D. 内翻的麦克尔憩室

图 3.21　需和间质瘤相鉴别的疾病

也采用术前新辅助治疗，以期缩小肿瘤体积达到完整切除。

（二）小肠平滑肌瘤

1. 概　述

小肠平滑肌瘤是最常见的小肠良性肿瘤，源自小肠固有肌层，少数来自黏膜肌层。小肠的肌层属于平滑肌，理论上是小肠平滑肌瘤的发生部位，但是小肠的平滑肌瘤较其他器官发病率明显低，如子宫、膀胱等，其原因尚未明了。其临床表现常与肿瘤的部位、大小、生长方式、并发症类型等有关，较小者没有任何症状，较大者主要表现为消化道出血、腹痛、腹胀等。早期小肠肿瘤一般只能通过内镜发现，如胶囊内镜或小肠镜，但这类检查昂贵并需要专业的操作，且对腔外型肿瘤而言，发现率低。消化道钡餐典型征象为突入小肠腔内的圆形或椭圆形充盈缺损，外形整齐，边缘清楚，周围黏膜和肠壁正常，无蠕动功能障碍。较小的小肠平滑肌瘤 CT 或 MR 检查发现率低，体积较大的肿瘤多数依靠 CT 或 MR 等检查发现或作为病情评估的手段。腹部 CT 可见与肠壁关系密切的实性肿块，呈圆形或类圆形，表面光滑。肿块密度多均匀，偶可见钙化。

2. 镜下特点

（1）小肠镜下表现

小肠平滑肌瘤与间质瘤相似，当其产生于固有肌层，表现为边界清楚的半球形或球形黏膜下隆起，质地韧或较硬，用活检钳去推时，肿块可以产生滑动，当其产生于黏膜肌层时往往瘤体活动度增大。较小的平滑肌瘤表面黏膜是光滑的，较大者表面会形成糜烂或溃疡（图 3.22）。

（2）胶囊内镜下表现

可见小肠腔内类圆形或圆形隆起性病变，表面光滑，颜色与周围黏膜基本一致，少数体积较

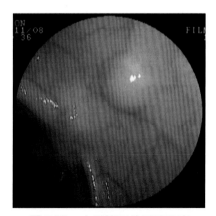

图 3.22　小肠镜下的平滑肌瘤

大者顶端可见凹陷及溃疡形成，或有血痂及活动性出血，可导致肠腔狭窄，胶囊内镜嵌顿滞留。向腔外生长型病变，胶囊内镜无法观察到明确病变（图3.23）。

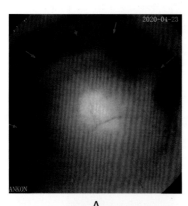

A

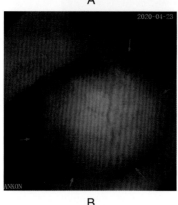

B

图3.23 胶囊内镜下的平滑肌瘤

3. 鉴别诊断

（1）小肠间质瘤

小肠平滑肌瘤在镜下与小肠间质瘤相似，难以鉴别，最终确诊需要进行免疫组化检查，免疫表型为SMA、desmin、h-caldesmon阳性，但S-100蛋白阴性，CD117及CD34阴性可与胃肠间质瘤鉴别。

（2）小肠平滑肌肉瘤

鉴别平滑肌瘤和平滑肌肉瘤主要依靠核分裂象，每高倍镜视野下核分裂象＞10个为平滑肌肉瘤。一般间叶性肿瘤的直径是鉴别良恶性肿瘤的指标之一，AJCC系统使用5cm作为决定预后的一个重要指标。小肠平滑肌瘤和平滑肌肉瘤也是以5cm为影像学鉴别的指标之一。

4. 治 疗

小肠平滑肌瘤有15%~20%的恶变率，因此，一经发现均应积极手术切除。平滑肌瘤属于良性肿瘤，无需术后治疗，但是小肠平滑肌瘤少见，到目前为止如何区分平滑肌瘤及平滑肌肉瘤尚无一致的意见，一些最初被认为是"平滑肌瘤"的病例最终被证明是恶性的，因此术后需要定期随访，主要是进行术后腹部及盆腔的CT检查。

五、小肠内分泌细胞瘤

（一）概 述

神经内分泌肿瘤（NET）是起源于神经内分泌细胞的肿瘤，根据肿瘤是否具有激素分泌功能和有无出现激素引起的临床症状，可将NET分为非功能性（约占80%）和功能性（约占20%）两大类，因其多呈局限性、浸润性缓慢生长，组织结构像癌，有恶变倾向，故以往称之为类癌。NET可以发生在体内任何部位，但最常见的是胃、肠、胰腺等消化系统神经内分泌肿瘤，小肠少见，因其部位特殊，不如胃、大肠等部位的肿瘤容易发现，常因发现较晚而已有转移。NET最终的诊断需要依靠病理学检查，病理诊断要点包括：首先，通过对神经内分泌标志物突触素（Syn）和嗜铬素A进行免疫染色确定肿瘤是否为神经内分泌肿瘤，其次，根据肿瘤的增殖活性明确肿瘤的分级。按照肿瘤的增殖活性将胃肠胰神经内分泌肿瘤分级为：G1（低级别，核分裂象数1/10高倍视野或Ki-67指数≤2%），G2（中级别，核分裂象数2~20/10高倍视野或Ki-67指数3%~20%），G3（高级别，核分裂象数＞20/10高倍视野或Ki-67指数＞20%）。功能性小肠神经内分泌肿瘤（SI-NET）主要表现为肿瘤分泌有生物学活性的激素引起相关临床症状，如皮肤潮红、出汗、哮喘、腹泻、低血糖、难治性消化道溃疡、糖尿病等，6%~30%的小肠神经内分泌肿瘤患者可能出现此类症状。非功能性NET主要表现为肿瘤局部占位症状，如腹痛、腹胀等，当肿瘤表面坏死，可出现消化道出血症状。SI-NET与发生在内脏其他部位的内分泌肿瘤的不同之处在于，它们在被发现时往往处于晚期。此外，肠道肿瘤的腹痛、腹部包块、肠梗阻等非特异性肠道肿瘤表现也是SI-NET的常见症状，此系空回肠NET常继发广泛性纤维化而造成部分患者产生腹痛、腹部包块、肠梗阻等非特异性肠道肿瘤表现。此外，空回肠NET可引起肠系膜根部肿块形成，临床上部分患者肠道原发灶不明显而仅表现为肠系膜根部肿块形成。影像学诊断方面，2019年美国国立综合癌症网络（NCCN）新版神经内分泌肿瘤指南推荐超声、计算机断层扫描、磁共振成像、内镜和生长抑素受体核素成像等作为SI-NET的检查手段。

（二）镜下特点

1. 小肠镜下表现

根据研究报道，DBE对SI-NEN的敏感度为30%~80%。小肠镜下病变表现多样，包括肿瘤型、溃疡型等，典型的SI-NET表现为较小黄色或灰色隆起性肿物，圆形或多角形，单发或多发，形态类似息肉，界限清楚，表面光滑，质硬（图3.24A~B），大的肿块型NET表面也有糜烂坏死，覆污苔，少数瘤体表面可形成溃疡，溃疡形态欠规则，可环周分布或占据部分肠壁，外观酷似腺癌，常侵入肌层和浆膜层（图3.24C~D）。

2. 胶囊内镜下表现

可见小肠腔内隆起性病变，表面光滑或有糜烂、凹陷溃疡形成，充血水肿明显，偶有渗血或活动性出血，可伴有肠腔狭窄，胶囊内镜通过缓慢，病变较大时导致胶囊内镜嵌顿滞留（图3.25）。

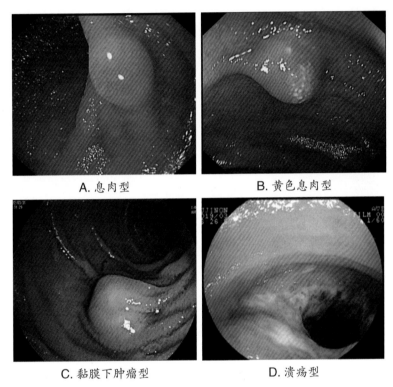

A. 息肉型　　　　　　　　B. 黄色息肉型

C. 黏膜下肿瘤型　　　　　　D. 溃疡型

图3.24　SI-NET 小肠镜下表现

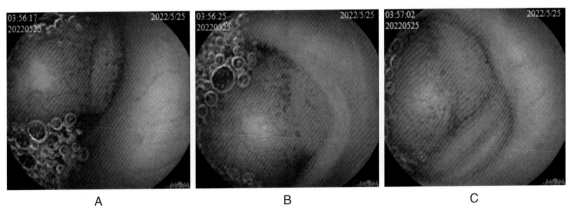

A　　　　　　　　B　　　　　　　　C

图3.25　SI-NET 胶囊内镜下表现。图片由哈尔滨医科大学附属第一医院尹逊海医生提供

（三）鉴别诊断

1. 起源于小肠腺上皮的恶性肿瘤

起源于小肠腺上皮恶性肿瘤包括腺瘤癌变等，可发生于各段小肠，发病率低。多表现为肿块型改变，表面糜烂坏死，呈菜花样形状，大的隆起可致肠腔狭窄，病理检查可鉴别（图3.26）。

2. 小肠恶性淋巴瘤

小肠恶性淋巴瘤起源于小肠黏膜下的淋巴滤泡，较常见。可发生于小肠的任何部位，回肠多见，其次是空肠。病变呈孤立性或多发性。小肠镜下表现为隆起型或溃疡型改变。隆起型为无蒂性隆起，表面光滑有凹陷，或表面形成溃疡，溃疡边缘平滑。溃疡型位于浸润性肿瘤的中心部位，常为多发性，病变范围较小，亦可围绕肠腔形成大溃疡（图3.27），易发生出血和穿孔。该病绝大多数属于B淋巴细胞来源，仅部分患者有并发慢性乳糜泻的可能，来自T淋巴细胞。

3. 小肠间质瘤

小肠间质瘤好发于空肠，多表现为球形隆起型病变，体积大者表面可出现溃疡样表现（图3.28），确诊需进行病理检查。

4. 小肠脂肪瘤

小肠脂肪瘤是脂肪的异常沉积，是由成熟脂肪细胞和包含少量血管的结缔组织构成的良性非上皮性肿瘤。多见于回肠末端，起源于黏膜下层。镜下多为单发，表面光滑，略带淡黄色，呈息肉

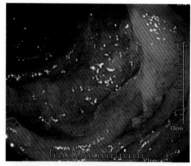

图3.27　小肠恶性淋巴瘤镜下表现

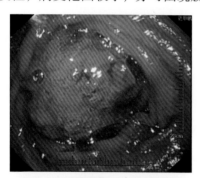

A. 不规则隆起，表面溃疡

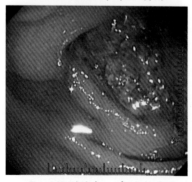

B. 不规则隆起，表面分叶

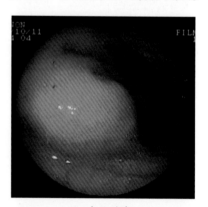

A. 球状隆起

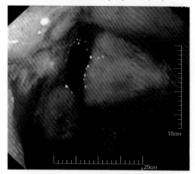

C. 不规则隆起，表面糜烂

图3.26　小肠癌的镜下表现

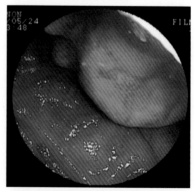

B. 表面有溃疡

图3.28　小肠间质瘤的镜下表现

样生长，具有明显的界限。

5. 小肠纤维瘤

小肠纤维瘤是较少见的一种界限清晰的良性肿瘤，由致密的胶原囊及数量不等的成纤维细胞组成，可累及黏膜下、肌层或浆膜层。纤维瘤包括纤维肌瘤、神经纤维瘤、肌纤维瘤病等类型。

（四）治 疗

SI-NET 的治疗手段包括外科手术治疗、化学治疗、生物治疗、分子靶向治疗等，小而浅的肿瘤可以选择内镜下切除。选择何种治疗手段，取决于肿瘤的分级、分期、发生部位以及是否具有分泌激素的功能。

内镜下切除方法有圈套器切除术、内镜下黏膜切除术（EMR）（图 3.29）、内镜下黏膜剥离术（ESD）等，应根据病理检查结果判断是否需进一步处理。

SI-NET 的根治方法是完全手术切除。对于局限性肿瘤，可以通过根治性手术切除。术后根据病情评估是否进行序贯放疗。对于进展期的肿瘤，部分患者也可以通过外科减瘤手术进行姑息治疗；对于只有肝脏转移的患者，可选择针对肝脏转移病灶的局部治疗，包括消融、肝动脉栓塞、放射性粒子植入，甚至肝移植；对于转移性神经内分泌肿瘤，也可以应用核素标记的生长抑素类似物进行肽受体介导的放射性核素治疗，简称 PRRT 治疗的肽放射受体疗法。

神经内分泌肿瘤药物治疗包括化学治疗、生物治疗、分子靶向治疗。药物治疗的目标在于控制功能性神经内分泌肿瘤激素过量分泌导致的相关症状，以及控制肿瘤的生长。药物的选择取决于肿瘤的部位、功能状态、病理分级和肿瘤分期。传统的细胞毒性化疗药物对于分化差的 G3 级神经内分泌肿瘤依然是一线治疗，但分化好的 G1、G2 级神经内分泌肿瘤对化疗不敏感。生物治疗和靶向治疗是 G1、G2 级神经内分泌肿瘤的主要药物治疗。目前用于神经内分泌肿瘤生物治疗的药物主要是生长抑素类似物，包括奥曲肽和兰瑞肽。靶向药物包括用于治疗非功能性神经内分泌肿瘤的依维莫司及西罗莫司等。HER-2 抑制剂帕妥珠单抗及多靶点受体酪氨酸激酶抑制剂舒尼替尼等也被证实具有临床疗效。

六、脂肪瘤

（一）概 述

小肠脂肪瘤是源自小肠黏膜下或浆膜下

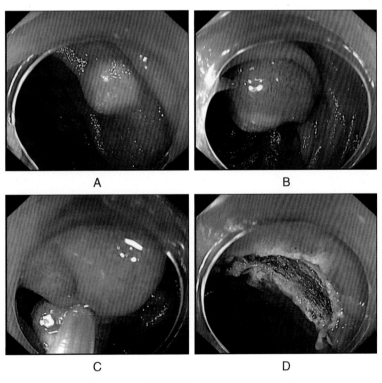

A

B

C

D

图 3.29 SI-NET 的内镜下黏膜切除术

脂肪组织的良性肿瘤。好发部位依次为回肠（50%~60%），空肠（23.8%），十二指肠（13.2%）。肿瘤呈息肉样、结节状生长。切开的剖面呈黄色，由成熟的脂肪组织构成。一般无明显症状，有的患者可终生无症状，在腹部手术或尸检时才被发现。常见的症状包括腹痛、消化道出血、慢性肠梗阻、腹部包块等，50%的患者以肠套叠而就诊。

（二）内镜下特点

1. 小肠镜下表现

无蒂或有蒂的黏膜下肿瘤，局限性、黄色，与大肠比较，由于小肠黏膜绒毛较厚，黄色可能不明显，活检钳触压局部柔软易变形，外观呈球形、息肉样（图3.30a）或蕈伞状，通常体积较小。肿瘤表面可有糜烂、坏死或浅溃疡形成。肿瘤可向肠腔内突出，亦可发生于浆膜下，突出于肠壁外，体积可达很大的程度。肿瘤可单发或多发，多发者如息肉病样分布于全小肠。

2. 胶囊内镜下表现

小肠腔内可见黄色球形或半球形隆起性病变，表面光滑，有蒂或无蒂，少数较大脂肪瘤可于瘤体顶端见糜烂、溃疡形成，偶有活动性出血；因病变柔软，很少发生胶囊内镜嵌顿滞留（图3.30b）。

（三）鉴别诊断

1. SI-NET

SI-NET起源于黏膜深层神经内分泌细胞，是一种能产生小分子多肽类或肽类激素的肿瘤，多呈局限性、浸润性缓慢生长，组织结构像癌，有恶变倾向，但较少发生转移。镜下表现为表面覆正常光滑黏膜、黄色或灰色隆起性肿物，单发或多发，需与脂肪瘤鉴别，脂肪瘤压之质软，神经内分泌瘤压之质硬（图3.31）。

2. 小肠息肉

小肠息肉包括增生性息肉、腺瘤、家族性腺瘤性息肉病、家族性幼年性息肉病以及黑斑息肉综合征。镜下所见息肉形态可呈广基扁平型、半球形、亚蒂型、带蒂型，呈单发或多发，表面色泽正常或发红，与脂肪瘤表面色黄不同（图3.32）。

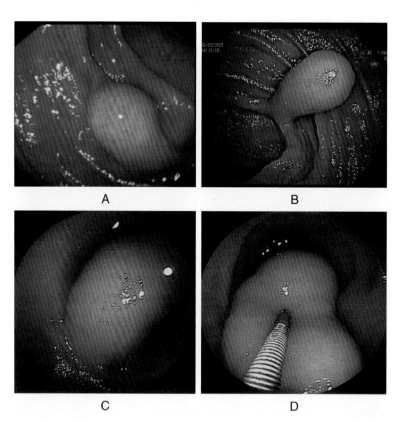

图3.30a　小肠镜下的小肠脂肪瘤表现。A~C.表面淡黄色的黏膜下肿瘤。D.压之易变形，软垫征（＋）。图C和图D引自福本晃，他.1.小肠肿瘤性疾病5.脂肪瘤.胃と肠，2008，43（4）：553-558

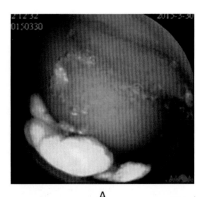

A

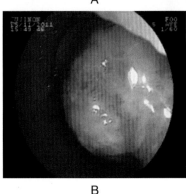

B

图3.30b 胶囊内镜下小肠脂肪瘤表现。引自Li X, Gui Y, Shen F, et al. The application value of capsule endoscopy in diagnosing small intestinal carcinoma. J Can Res Ther, 2018, 14:57-60. Qiong He, Yang Bai, Fa-Chao Zhi, et al. Double-balloon enteroscopy for mesenchymal tumors of small bowel: Nine years'experience, World J Gastroenterol, 2013, 19(11):1820-1826

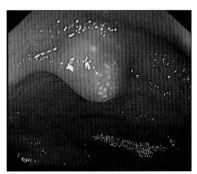

图3.31 神经内分泌肿瘤小肠镜下表现

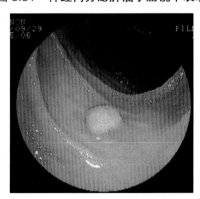

图3.32 小肠息肉的小肠镜下表现

3. 小肠淋巴管瘤

小肠淋巴管瘤多为海绵状淋巴管瘤，常为单发或多发，瘤体大小可从数毫米到数厘米，大者可达20cm，呈黄白色或灰白色黏膜下肿物样隆起，有透明感，表面光滑或见白色绒毛（图3.33），钳子压迫易变形。超声内镜下呈隔膜样结构即可确诊。

4. 小肠间质瘤

小肠间质瘤是来源于小肠间叶组织的肿瘤。以空肠多见，其次为十二指肠、回肠。镜下特点为半球形（图3.34A）、蕈状（图3.34B）、圆形或类圆形隆起（图3.34C），表面光滑，顶部常伴有凹陷或呈溃疡样（图3.34D），覆盖白苔或血痂，触之易出血，极少数间质瘤可并发肠瘘（图3.34E）。超声内镜检查与超声内镜引导下细针穿刺提高了间质瘤的诊断准确率。

（三）治 疗

一般肿瘤小，无明显临床症状，也无恶变倾向者，通常不需处理。手术治疗可根据肿瘤大小及深度，选择内镜下治疗或外科手术治疗。内镜下治疗，多采用内镜下圈套器切除术，也可行内

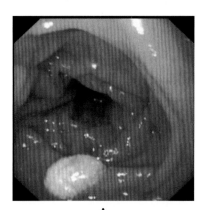

A

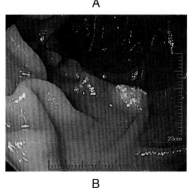

B

图3.33 小肠淋巴管瘤内镜下表现

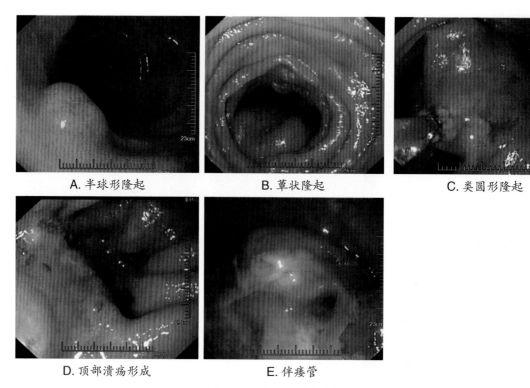

A. 半球形隆起   B. 蕈状隆起   C. 类圆形隆起

D. 顶部溃疡形成   E. 伴瘘管

图 3.34　小肠间质瘤内镜下表现

镜下黏膜切除术（EMR），内镜下黏膜剥离术（ESD）等。对于较小肿瘤可进行肿瘤切除或楔形切除，对于较大的、多发的或因肠套叠而影响肠管血运者，可进行肠切除、肠吻合术。

七、血管瘤

（一）概　述

　　小肠血管瘤属错构瘤，多源于黏膜下血管丛，亦可来自浆膜下血管。女性的患病率比男性高。病因尚不明确。母体怀孕期间接触射线及有害物质、女性、遗传等为本病的危险因素。好发于空肠，其次为回肠，十二指肠非常少见。临床表现大多以消化道出血为首发症状，呈反复无痛性、间歇性出血，其次为腹痛，也有发生肠梗阻、肠套叠的少见病例。组织学上小肠血管瘤可分为三型，即毛细血管瘤、海绵状血管瘤、混合型血管瘤。小肠以海绵状血管瘤最为常见。毛细血管瘤为黏膜下毛细血管丛向肠腔突出所致，显微镜下可见密集的毛细血管。海绵状血管瘤由较大的动脉和静脉发展而来，显微镜下可见充满血液的扩张的血管腔和窦；混合型血管瘤显微镜下形态由前二型混杂组成。有时可见孤立性静脉瘤。

（二）镜下特点

　　1. 小肠镜下表现

　　毛细血管瘤内镜下呈结节状（息肉状）（图3.35A）或平坦型（图3.35B），质软，分界清楚，病灶表面多有色泽变化如鲜红色，质软，多数为单发，大小不一，从数毫米至数厘米不等。海绵状血管瘤内镜下为弥漫性扩张状结节样（图3.35C）或扁平样改变（图3.35D），质软，病灶多为暗红色或蓝灰色，单发或多发，大小从数毫米至数厘米不等。

　　2. 胶囊内镜下表现

　　小肠腔内见单个或多发的暗红色或蓝色结节状或扁平状隆起，大小不一，从数毫米至数厘米不等。若出现血管瘤破溃，可见活动性出血或肠腔内有红色、暗红色或黑褐色血迹。血管瘤较大，出现肠梗阻时，胶囊内镜可嵌顿滞留于肠腔（图3.36）。

（三）鉴别诊断

　　1. 小肠息肉

　　系小肠黏膜上皮增生所致。镜下所见息肉形态可呈广基扁平型、半球形、亚蒂型、带蒂型，呈单发或多发，表面色泽正常或发红，血管瘤多为半球状，不带蒂，表面红色比息肉明显（图3.37），

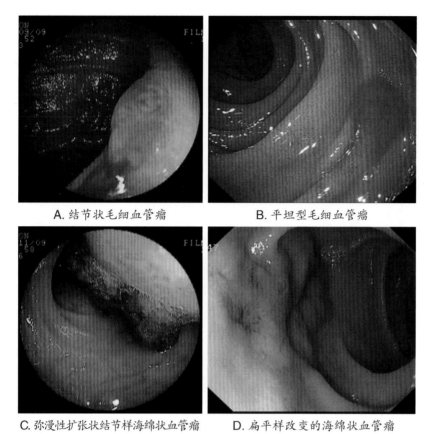

A. 结节状毛细血管瘤　　　　　　　B. 平坦型毛细血管瘤

C. 弥漫性扩张状结节样海绵状血管瘤　　D. 扁平样改变的海绵状血管瘤

图 3.35　小肠镜下小肠血管瘤表现

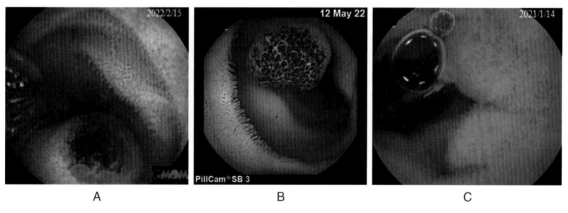

A　　　　　　　　　　B　　　　　　　　　　C

图 3.36　胶囊内镜下血管瘤表现。 A~B. 海绵状血管瘤。C. 静脉瘤。图 A 由陆军军医大学附属新桥医院赵海燕医生提供，图 B 由西安市第三医院王芳医生提供

如不易区分时可行血管造影、小肠超声内镜等检查协助诊断，虽然组织病理检查可确诊，但血管瘤不宜活检以免引发出血。

2. 小肠类癌

镜下表现为细小的黄色或灰色隆起性黏膜下结节，界限清楚，质硬，表面覆正常光滑黏膜，可伴糜烂，溃疡，血管瘤表面色红或蓝，质软，以此可与类癌区别（图 3.38）。

3. 小肠脂肪瘤

多见于回肠末端，起源于黏膜下层。镜下多为单发，表面覆盖黏膜，光滑，略带淡黄色，触之较软、血管瘤也是质软，但表面色泽发红或蓝色（图 3.39），如区别有困难时可用超声内镜、小肠血管造影协助确诊，切除的组织标本病理检查可确诊。

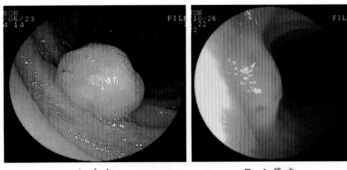

A. 息肉　　　　　　　　B. 血管瘤

图 3.37　小肠息肉和血管瘤的内镜下区别

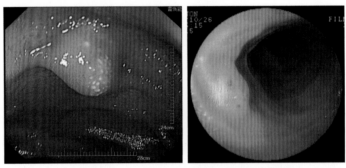

A. 类癌　　　　　　　　B. 血管瘤

图 3.38　小肠类癌和血管瘤的镜下区别

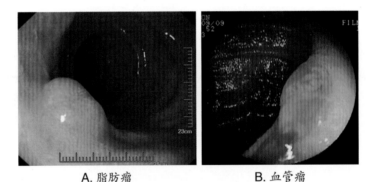

A. 脂肪瘤　　　　　　　B. 血管瘤

图 3.39　小肠脂肪瘤和血管瘤的镜下区别

4. 小肠淋巴管瘤

多为海绵状淋巴管瘤，常为单发或多发，瘤体大小可从数毫米到数厘米，大者可达 20cm，呈黄白色或灰白色黏膜下肿物样隆起，有透明感，表面光滑或见白色绒毛，如合并炎症或出血也可呈红色，钳子压迫易变形。其与血管瘤的主要区别在于二者表面色泽不同。

（四）治　疗

对于有症状的小肠血管瘤病例可行小肠镜下治疗及手术治疗。如果病灶分散孤立，小肠镜下治疗

可采用高频电凝术或氩等离子体凝固术治疗，此外，也可采用微波治疗和射频消融治疗，理论上还可行硬化剂治疗、套扎术等，但由于小肠迂曲，肠壁薄，上述治疗难度及风险大。手术切除为主要治疗方法，大多数手术的目的是止血。手术切除有病变的肠段，切除范围与良性小肠肿瘤局部切除范围相同。

八、小肠转移性肿瘤

（一）概　述

小肠转移性肿瘤临床罕见，原发病灶可来源

于肺癌、恶性黑色素瘤、胃癌、乳腺癌、胰腺癌、宫颈癌、卵巢癌、大肠癌、肾癌及皮肤癌等。来自肺癌的小肠转移性肿瘤发病率最高，占小肠转移性肿瘤的60%。转移灶多见于回肠，尤其是末端回肠，其次为空肠，十二指肠较少见。可单发（如腺癌），也可多发（如恶性黑色素瘤），而鳞癌两者均可见到。组织学分类以腺癌及鳞癌居多，其次为恶性黑色素瘤。恶性肿瘤可通过血行、淋巴、腹腔内种植侵犯小肠，尤以血行和腹腔内种植更常见。临床表现有腹痛、腹泻、出血、肠梗阻、腹部包块、肠穿孔和腹膜炎等。

（二）镜下特点

1. 小肠镜下表现

镜下所见因原发灶的组织学及转移方式的不同有所区别。经血行达小肠的转移瘤，首先在黏膜下层的浅层形成微小转移灶，再向黏膜方向浸润，形成隆起、质硬的病灶，顶部伴或不伴溃疡，常多发，原发灶以肺癌、乳腺癌多见。经腹膜播散、种植形成的小肠转移瘤，往往肿瘤的发生是从浆膜层至小肠全层的浸润，病灶进一步发展，顶部可形成局限型溃疡，多见于包括印戒细胞癌在内的低分化腺癌，原发灶多见于胃癌。镜下表现为黏膜下肿块，隆起处或隆起的基底部被覆正常黏膜，病灶顶部或发红，或凹陷，或形成溃疡（图3.40）。

2. 胶囊内镜下表现

小肠腔内可见隆起性病变或溃疡性病变或不规则浸润性病变，形态不一，表面可见坏死组织及污秽苔，可见渗血或活动性出血，病变

可导致肠腔狭窄，严重时胶囊内镜可嵌顿滞留（图3.41）。

（三）鉴别诊断

1. 小肠间质瘤

以空肠多见，其次为十二指肠、回肠。小肠镜下特点为圆形、类圆形或蕈状隆起，表面光滑，顶部常伴有凹陷或呈溃疡样，覆盖白苔或血痂，触之易出血。超声内镜检查与超声内镜引导下细针穿刺提高了间质瘤的诊断准确率。

2. 原发性小肠癌

可发生于各段小肠，发病率低。内镜所见为形态不规则的隆起或溃疡，溃疡表面覆污秽苔，质脆易出血，大的隆起可致肠腔狭窄。组织学以高中分化腺癌多见，印戒细胞癌少见。

3. 小肠脂肪瘤

为脂肪的异常沉积，是由成熟脂肪细胞和包含少量血管的结缔组织构成的良性非上皮性肿瘤。多见于回肠末端，起源于黏膜下层。镜下多为单发，表面光滑，略带淡黄色，呈息肉样生长，具有明显的界限。

4. 小肠恶性淋巴瘤

起源于小肠黏膜下的淋巴滤泡，较常见。可发生于小肠的任何部位，回肠多见，其次是空肠。病变呈孤立性或多发性。小肠镜下表现为隆起型或溃疡型改变。隆起型为无蒂性隆起，表面光滑有凹陷，或表面形成溃疡，溃疡边缘平滑。溃疡型位于浸润性肿瘤的中心部位，常为多发性，病变范围较小，亦可围绕肠腔形成大溃疡，易发生出血和穿孔。该病绝大多数属于B淋巴细胞来源，

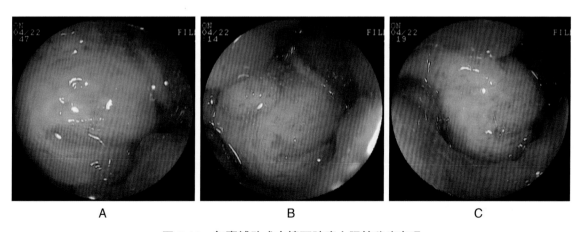

A   B   C

图3.40 气囊辅助式内镜下肺癌小肠转移瘤表现

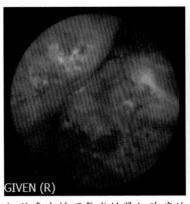

A.胶囊内镜下复发性肾细胞癌的
空肠浸润表现

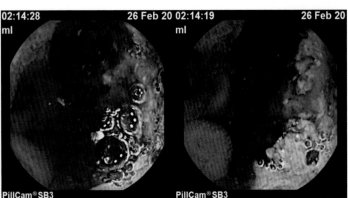

B.小肠转移性黑色素瘤

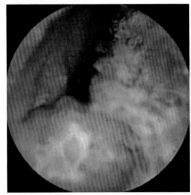

C.小肠子宫内膜癌转移

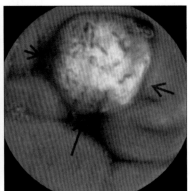

D.皮肤纤维肉瘤转移

图3.41 胶囊内镜下的小肠转移瘤

图 A 引自 Ersoy O, Sivri B, Arslan S, et al. How much helpful is the capsule endoscopy for the diagnosis of small bowel lesions? World J Gastroenterol, 2006,12(24):3906−3910

图 B 引自 Todeschini A, Loconte I, Contaldo A, et al. Small bowel metastatic melanoma: An Emblematic "coal−black" appearance at videocapsule endoscopy. Medicina (Kaunas), 2021, 30, 57(12):1313

图 C 引自 Thijs WJ, Karrenbeld A, van der Zouwen L, et al. Metastatic endometrial cancer; a rare intestinal localization. Endoscopy, 2007, (Suppl 1):E131

图 D 引自 Martínez Sánchez A, Sánchez Ceballos FL, Fernández Aceñero MªJ, et al. Metastasis of dermatofibrosarcoma diagnosed by capsule endoscopy. Rev Esp Enferm Dig, 2019, 111(1):71−72

仅部分并发慢性乳糜泻的可能来自 T 淋巴细胞。

（四）治 疗

其他部位的癌肿如已转移至小肠，说明原发灶已属晚期，一般多不能切除。对于小肠转移瘤引起出血者，可行内镜下病灶处止血药喷洒或注射治疗、止血夹夹闭、热凝固及氩等离子体凝固术；对于小肠转移瘤引起小肠狭窄及梗阻者，可行小肠镜下扩张、支架放置缓解狭窄，解除梗阻。同时，对于上述情况也可行外科手术治疗。若转移灶为单发或较局限，则可行病变肠段切除吻合术；如病灶广泛或浸润范围大，则可行捷径手术或造口术。必要时根据病理类型配合化疗或放疗，可取得一定疗效。

（张欣 李红 王深皓 任莉）

第二节 小肠炎症性病变

一、克罗恩病

（一）概 述

克罗恩病是一种原因不明的消化道慢性肉芽肿性疾病。本病和溃疡性结肠炎统称为炎症性肠病。多在青年期缓慢起病，病程数月至数年以上，活动期和缓解期交替出现，不易根治。

该病可发生于从口腔到肛门整个消化道的任何部位，但好发于末端回肠和邻近结肠。病变局限于小肠（主要为末端回肠）和结肠者各占30%，二者同时累及占40%。临床表现为腹痛、腹泻、腹块、瘘管形成、肠梗阻，且有发热、消瘦、贫血，营养障碍等肠外表现。病灶多为肠道溃疡，呈节段性或跳跃性分布，累及消化道全层，可致肠壁变厚、肠腔狭窄、肠道穿孔。病理可见非干酪样肉芽肿、裂隙样溃疡、肠壁各层炎症。

克罗恩病缺乏诊断的金标准，目前内镜、CT肠道造影（CTE），磁共振肠道造影（MRE）是诊断小肠克罗恩病的常用手段。MRE/CTE 仅对肠道炎症较敏感，而早期小肠克罗恩病因仅存在黏膜面轻度炎症性改变，导致 MRE/CTE 诊断价值受限，而小肠镜由于操作相对复杂，一次性全小肠完成率低，因此不能作为克罗恩病筛查的一线手段。小肠胶囊内镜可以直接观察小肠黏膜，操作简单便捷，患者体验舒适度高，因此被认为是小肠克罗恩病，尤其是早期小肠克罗恩病的一线检查手段。

（二）镜下特点

1. 小肠镜下表现

病变呈节段分布，与正常肠段相互间隔，界限清晰，呈跳跃征。内镜检查可见黏膜充血水肿（图3.42A）、纵行溃疡（图3.42B）、炎性息肉形成（图3.42C）、卵石征（图3.42D）以及肠腔狭窄（图3.42E）等不同表现。溃疡早期浅小，呈阿弗他样溃疡或不规则溃疡（图3.43A），后发展成纵行溃

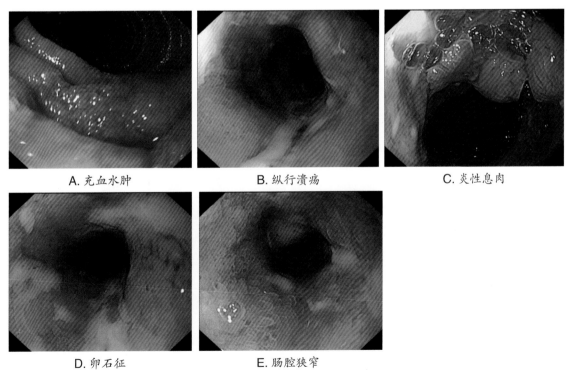

A. 充血水肿　　　　　　B. 纵行溃疡　　　　　　C. 炎性息肉

D. 卵石征　　　　　　E. 肠腔狭窄

图 3.42　小肠克罗恩病内镜下的不同表现

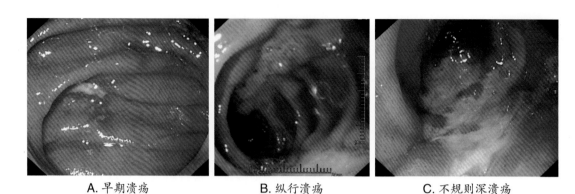

A. 早期溃疡　　　　　　　B. 纵行溃疡　　　　　　　C. 不规则深溃疡

图 3.43　小肠克罗恩病不同时期的溃疡形态

疡（图 3.43B）或不规则深溃疡（图 3.43C），深入肠壁的纵行溃疡形成典型的裂沟，沿肠系膜侧分布。溃疡周围黏膜正常或增生呈卵石状结节，致肠腔狭窄，有炎性息肉，部分可出现瘘管。

2. 胶囊内镜下表现

主要表现为病变小肠段小肠绒毛缺失，黏膜充血水肿，伴不同程度糜烂，裂隙样或口疮样溃疡，黏膜铺路石样改变，可出现团簇样息肉样增生，病变多成跳跃和不对称性分布，严重时可致肠腔狭窄。De Bona 等提出将胶囊内镜下小肠克罗恩病表现分为 3 类：4 处或 4 处以上糜烂、溃

疡或结节病变为确诊；1~3 处糜烂、溃疡或结节病变为可疑；无小肠溃疡，仅有片状糜烂和（或）绒毛粗糙称非特异性小肠炎（图 3.44）。图 3.45 为胶囊内镜下和小肠镜下克罗恩病的对比观察。

（三）鉴别诊断

1. 溃疡性结肠炎

病变位于大肠，呈连续性弥漫性分布，好发于直肠及乙状结肠，可累及全结肠及回肠末端（即倒灌性回肠炎）。镜下可见受累结肠及回肠黏膜呈弥漫性充血、水肿，细颗粒状不平，多发浅表

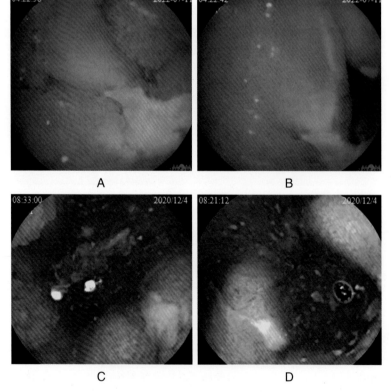

A　　　　　　　　　　B

C　　　　　　　　　　D

图 3.44　胶囊内镜下克罗恩病溃疡。图 A 和图 B 由南方医科大学南方医院寻杜春护士提供

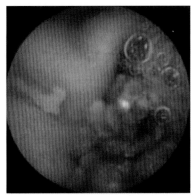
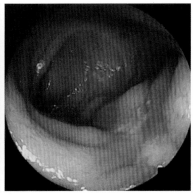

A. 胶囊内镜下可见细长溃疡　　　　　B. 同一病例小肠镜下的纵行溃疡

图3.45　胶囊内镜下和小肠镜下克罗恩病的对比观察。引自松本主之，他．小肠非腫瘍性疾病の内視鏡诊断．胃と肠，2008增刊号，43（4）：469-476

溃疡，组织脆弱易出血，可覆盖脓性分泌物（图3.46A~B），而克罗恩病为多发溃疡，溃疡之间黏膜基本正常（图3.46C）。溃疡性结肠炎的病理组织学检查可见病变局限于大肠黏膜及黏膜下层，呈现炎性反应，有隐窝脓肿、结肠腺体排列异常及上皮改变。

2. 小肠恶性肿瘤

原发性小肠癌及小肠恶性淋巴瘤均属于小肠恶性肿瘤。小肠癌内镜下所见为形态不规则的隆

起或溃疡，溃疡表面覆污秽苔，质脆易出血，大的隆起可致肠腔狭窄（图3.47）。组织学以高、中分化腺癌多见，印戒细胞癌少见。小肠恶性淋巴瘤镜下表现为隆起型或溃疡型改变，范围相对局限。隆起型为无蒂性隆起，表面光滑有凹陷；溃疡型溃疡边缘平滑，底部较平坦。亦可围绕肠腔形成大溃疡，易发生出血和穿孔。

3. 肠结核

肠结核是结核分枝杆菌引起的肠道慢性特异

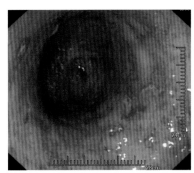
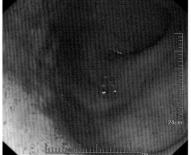
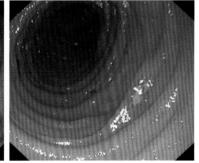

A. 溃疡性结肠炎的结肠溃疡　　　B. 累及回肠末端　　　C. 克罗恩病溃疡

图3.46　内镜下溃疡的区别

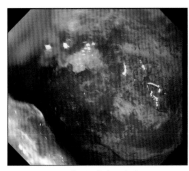
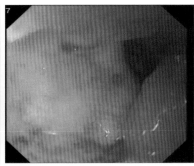
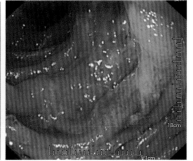

A. 空肠隆起型癌　　　B. 空肠癌溃疡形成伴肠腔狭窄　　　C. 溃疡型淋巴瘤

图3.47　内镜下小肠恶性肿瘤的表现

性感染。病变主要涉及回盲部，其次为升结肠、空肠、横结肠、降结肠、十二指肠等。内镜下可见溃疡型和增生型改变。溃疡型病变表现为肠黏膜充血、水肿、环形溃疡形成，溃疡边缘不规则，深浅不一，呈鼠咬状，伴大小及形态各异的炎性息肉。增生型局部肠壁增厚，僵硬，可见瘤样肿块突入肠腔，使肠腔变窄，引起梗阻。病理组织学检查可见干酪坏死性肉芽肿。典型的克罗恩病为纵行溃疡，不典型时与肠结核不易鉴别，需从病理学鉴别，有时试验性抗结核治疗才能确定。

（四）治　疗

克罗恩病是一种以消化道表现为主的全身性疾病，因此必须重视整体治疗，需要药物、营养及外科等多种方法联合应用。目前，克罗恩病的治疗以药物控制为主，包括水杨酸制剂、糖皮质激素、免疫抑制剂及生物制剂等。对于药物治疗无效、合并消化道梗阻、穿孔、消化道瘘、腹腔脓肿、难以控制的消化道出血的患者来说，外科治疗不可避免。内镜下的止血及狭窄部位球囊扩张治疗已经部分替代了传统的剖腹手术。

二、肠结核

（一）概　述

肠结核是结核分枝杆菌引起的肠道慢性特异性感染，首先侵犯肠道淋巴组织。一般见于中青年，女性稍多于男性。90% 以上肠结核由人型结核分枝杆菌引起。主要经口感染，也可由血行播散或直接蔓延引起。病变主要在回盲部，其次为升结肠、空肠、横结肠、降结肠、十二指肠等。临床表现为腹痛、腹泻与便秘交替、腹部包块及全身结核中毒症状，如发热、盗汗、乏力、消瘦、贫血等，严重者可并发肠梗阻、肠外瘘、腹腔局限脓肿等。由于小肠内淋巴组织不规则存在，并可沿淋巴管扩散，因此其溃疡病变常呈多样性的不规则溃疡，并有环状和带状溃疡形成。病理组织学检查见干酪样坏死性肉芽肿或结核分枝杆菌，具确诊意义。

（二）镜下特点

1. 小肠镜下表现

内镜下可见溃疡型和或增生型改变。溃疡型病变表现为肠黏膜充血、水肿（图 3.48A~B），形态不规则小溃疡或环形溃疡形成（图 3.48C~D），伴大小及形态各异的炎性息肉（图 3.48E）。增生型局部肠壁增厚，僵硬，可见瘤样肿块突入肠腔，使肠腔变窄（图 3.48F），重者引起梗阻。回盲部结核常累及回盲瓣，回盲瓣僵硬，呈持续开放状（3.48G）。

2. 胶囊内镜下表现

表现为多发溃疡，可发生在小肠任何部位，但回肠末端好发，如累及回盲瓣，可使回盲瓣僵硬，失去闭合功能而表现为常开状态。溃疡可呈节段性或连续性分布，呈环形、鼠咬状溃疡（图 3.49）。

（三）鉴别诊断

1. 克罗恩病

克罗恩病在整个消化道的任何部位均可发生，好发于末端回肠和邻近结肠。病变呈节段性分布，与正常肠段相互间隔，界限清晰，呈跳跃征。内镜下可见纵行裂隙样溃疡、炎性息肉形成以及卵石征等不同表现，病变累及消化道全层，可致肠壁变厚、肠腔狭窄、肠道穿透，累及回盲瓣者常引起回盲瓣变形，可并发瘘管或肛门直肠周围病变。病理可见非干酪样肉芽肿、裂隙样溃疡、肠壁各层炎症。有时与肠结核不易区别时可试行抗结核治疗，再观察病变变化。

2. 小肠恶性淋巴瘤

小肠恶性淋巴瘤起源于小肠黏膜下的淋巴滤泡，较常见。可发生于小肠的任何部位，回肠多见，其次是空肠。病变呈孤立性或多发性。小肠镜下表现为隆起型或溃疡型改变。隆起型为无蒂性隆起，表面光滑有凹陷，或表面形成溃疡，溃疡边缘平滑。溃疡型位于浸润性肿瘤的中心部位，常为多发性，病变范围较小，亦可围绕肠腔形成大溃疡，易发生出血和穿孔。该病绝大多数起源于 B 淋巴细胞来源，仅部分并发慢性乳糜泻者可能起源于 T 淋巴细胞。

3. 原发性小肠癌

原发性小肠癌可发生于各段小肠，发病率低。内镜下可见形态不规则的隆起或溃疡，溃疡表面覆污秽苔，质脆易出血，大的隆起可致肠腔狭窄。

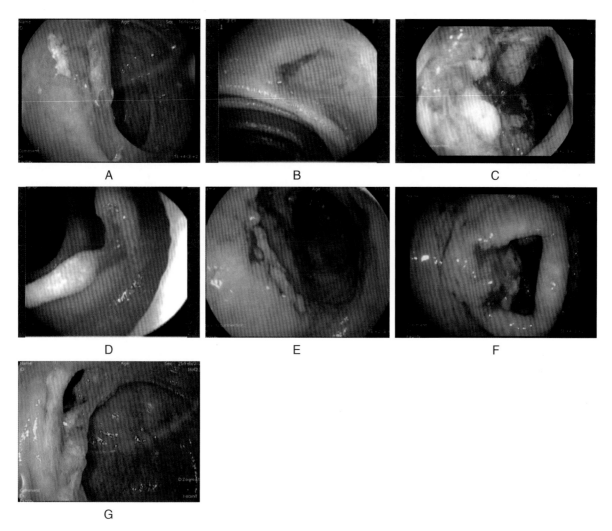

图 3.48　小肠镜下小肠结核表现

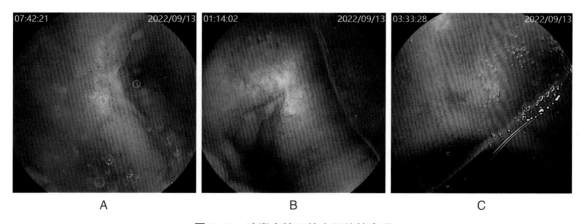

图 3.49　胶囊内镜下的小肠结核表现

病理学检查可确诊，组织学以高中分化腺癌多见，印戒细胞癌少见。

4. 小肠转移性肿瘤

小肠转移性肿瘤可来源于肺癌、恶性黑色素瘤、胃癌、乳腺癌、卵巢癌等。转移灶多见于回肠，其次为空肠，十二指肠较少见。可单发，也可多发。镜下往往表现为黏膜下肿块，隆起处或隆起的基底部被覆正常黏膜，病灶顶部或发红，或凹陷，或形成溃疡。有原发肿瘤病变和相同的组织学改变。

（四）治疗

肠结核的治疗目的是消除症状，改善全身情况，促使病灶愈合，防治并发症。早期诊断，及时治疗，预后良好。治疗包括：休息与营养、抗结核药物治疗、手术治疗。对于出血及肠腔狭窄者可行内镜下的止血及狭窄部位的球囊扩张治疗。手术治疗多用于完全性肠梗阻、急性肠穿孔，瘘管形成经内科治疗未能闭合、肠道大量出血不能有效止血者。

三、非甾体抗炎药相关性肠病

（一）概 述

非甾体抗炎药（NSAID）是一类具有解热，镇痛，抗炎和降低血小板黏附力作用的药物。代表药有阿司匹林、塞来昔布、布洛芬、萘普生等。目前认为 NSAID 相关性小肠黏膜损伤比 NSAID 相关性胃黏膜损伤更为常见，长期口服 NSAID 的患者中小肠黏膜受损者高达 75%。NSAID 相关性肠病主要指长期使用 NSAID 类药物引起空肠、回肠黏膜炎症性病变，包括小肠出血、蛋白丢失性肠病、回肠吸收功能障碍、黏膜炎症、肠道通透性升高等。临床主要表现为腹痛、便血、排便习惯的改变、体重下降，症状在停药后可好转。穿孔时会有急性腹膜炎的征象，严重狭窄会出现肠梗阻。NSAID 诱发小肠出血或穿孔的患者，多为60 岁以上的老年妇女。症状在停药后可好转。

（二）镜下特点

1. 小肠镜下表现

镜下见黏膜充血水肿、糜烂、微小破损（图 3.50A）、小溃疡（图 3.50B），部分溃疡呈边界清晰的半月状，或环腔状（图 3.50C）。病变多呈跳跃性分布。小肠隔膜样狭窄并不多见，主要表现为多发细小环状向心性分隔。

2. 胶囊内镜下表现

NSAID 相关性小肠黏膜损伤常表现为黏膜红斑、糜烂、出血、溃疡和隔膜样肠病（图 3.51）。图 3.52 为 1 例 NSAID 溃疡的胶囊内镜和小肠镜下表现的对比。

（三）鉴别诊断

1. 肠结核

肠结核是结核分枝杆菌引起的肠道慢性特异性感染。病变主要涉及回盲部，其次为升结肠、空肠、横结肠、降结肠、十二指肠等。内镜下可见溃疡型和增生型改变。溃疡型病变表现为肠黏膜充血、水肿、环形溃疡形成，溃疡边缘不规则，深浅不一，呈鼠咬状，伴大小及形态各异的炎性息肉。增生型局部肠壁增厚，僵硬，可见瘤样肿块突入肠腔，使肠腔变窄，引起梗阻。病理组织学检查可见干酪样坏死性肉芽肿。

2. 克罗恩病

克罗恩病在整个消化道的任何部位均可发生，好发于末端回肠和邻近结肠。病变呈节段性分布，与正常肠段相互间隔，界限清晰，呈跳跃征。内镜下可见纵行裂隙样溃疡、炎性息肉形成以及卵石征等不同表现，病变累及消化道全层，可致肠壁变厚、肠腔狭窄、肠道穿透，并发瘘管或肛门直肠周围病变。病理检查可见非干酪样肉芽肿、裂隙样溃疡、肠壁各层炎症。

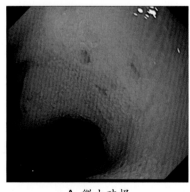
A. 微小破损

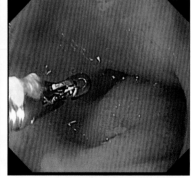
B. 小溃疡

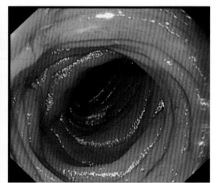
C. 环腔状狭窄

图 3.50　内镜下 NSAID 相关性小肠肠炎表现

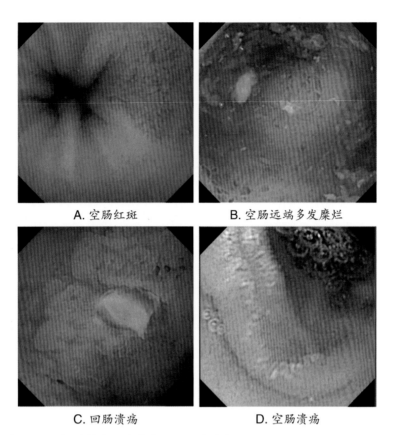

A. 空肠红斑   B. 空肠远端多发糜烂

C. 回肠溃疡   D. 空肠溃疡

图 3.51 胶囊内镜下的 NSAID 相关性小肠病变表现。图片引自 Ilja Tachecí, Petr Bradna, Tomáš Douda, et al. Small intestinal injury in NSAID users suffering from rheumatoid arthritis or osteoarthritis. Rheumatol Int, 2016, 36(11): 1557−1561

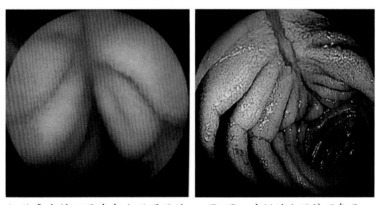

A. 胶囊内镜可见中部小肠明显的   B. 同一病例的小肠镜下表现
纵行溃疡

图 3.52 1 例小肠 NSAID 溃疡的胶囊内镜下表现和小肠镜下表现。引自松本主之，他．小肠非腫瘍性疾病の内视镜诊断．胃と肠，2008 增刊号，43（4）：469−476

3. 缺血性肠病

多见于动脉硬化，心功能不全的老年患者。病变早期黏膜充血、水肿、瘀斑，黏膜下出血，黏膜呈暗红色，血管网消失，可有部分黏膜坏死；随病程的进展及病变的加重，黏膜可出现环形、纵行、蛇形溃疡及散在溃疡糜烂；溃疡在亚急性期边界清楚，可长达 3~4cm，宽 1~2cm，周边黏膜水肿、充血；一些症状较重的患者，肠镜下可见到局部黏膜明显充血、水肿、隆起、出血，以及肠腔狭窄，肠镜不能通过；发生坏疽时，肠黏膜病变为全壁坏死、形成深大纵行溃疡。

4. 隐源性多灶性溃疡性狭窄性小肠炎

隐源性多灶性溃疡性狭窄性小肠炎（CMUSE）是一种病因机制不明的小肠炎症性疾病，主要特点是小肠多发浅溃疡、溃疡部位纤维性狭窄及因狭窄导致的慢性或复发性小肠梗阻。镜下可见多发浅溃疡、糜烂及多发短节段狭窄（图3.53）；溃疡为横行，可呈线样、环状或不规则形态。随着疾病的进展，溃疡处可形成隔膜样纤维性狭窄。组织病理仅局限于黏膜及黏膜下层的浅表溃疡，伴有轻、中度非特异性炎症，在浅表溃疡基础上，病情进展出现的纤维化和炎性浸润并非局限于黏膜下，可达深层组织。

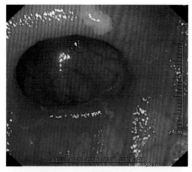

A. 线样溃疡、肠腔狭窄（白光）

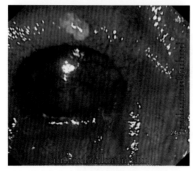

B. 线样溃疡、肠腔狭窄（NBI）

图3.53　气囊辅助式内镜下 CMUSE 表现

（四）治　疗

尽可能停用 NSAID。严控 NSAID 的适应证。可使用黏膜保护剂预防小肠黏膜损伤，如米索前列醇。对于出血及重度肠腔狭窄者，可行内镜止血及扩张治疗，内科治疗无效者可手术治疗。

四、缺血性小肠炎

（一）概　述

缺血性小肠炎是因肠壁缺血、乏氧，最终发生梗死的疾病。多见于动脉硬化、心功能不全的老年患者。造成肠缺血的原因多为肠系膜动、静脉因粥样硬化或血栓形成引起的血管闭塞及狭窄。心力衰竭、休克引起血压降低，肠局部供血不足也可成为发病原因。临床表现为腹痛、腹泻、血便，也可伴恶心、呕吐、嗳气、腹胀等症状。病变严重者，肠壁全层坏死（透壁性梗死），可引起肠壁破裂、腹膜炎、休克致死。梗死面积小者可不穿透肠壁，局部发生纤维化，病变自愈后可因瘢痕形成引起肠腔狭窄。病理为非特异性改变，可见黏膜下出血和水肿，固有层炎性细胞浸润，亦可见黏膜隐窝脓肿形成，腺体结构破坏，慢性期黏膜萎缩伴纤维组织及肉芽组织增生和再生上皮形成。急性缺血性肠病诊断首选腹部血管 CTA 或血管造影检查，能直接显示腹主动脉、肠系膜上动脉及其余分支的管壁通畅情况。慢性缺血性肠病需要结合内镜、血管造影、临床表现等综合判断。

（二）镜下特点

1. 小肠镜下表现

内镜检查具有确诊意义，能确定病变的范围及病变的阶段，同时能获取组织学检查，进行诊断。病变早期黏膜充血、水肿、瘀斑，黏膜下出血，黏膜呈暗红色，血管网消失，可有部分黏膜坏死；随病程的进展及病变的加重，黏膜出现环形、纵行、蛇形溃疡及散在溃疡糜烂；溃疡在亚急性期边界清楚，可长达3~4cm，宽1~2cm，周边黏膜水肿、充血；一些症状较重的患者，肠镜下可见局部黏膜明显充血、水肿、隆起、出血，以及肠腔狭窄，肠镜不能通过；发生坏疽时肠黏膜病变为全层壁坏死、形成深大纵行溃疡（图3.54）。

2. 胶囊内镜下表现

典型表现为受累肠段充血、水肿、瘀斑、血管网结构消失，严重者可出现黏膜坏死、溃疡形成，如图所示小肠黏膜充血，水肿，黏膜剥脱伴出血（图3.55）。

（三）鉴别诊断

1. 克罗恩病

克罗恩病在整个消化道的任何部位均可发生，好发于末端回肠和邻近结肠。病变呈节段性

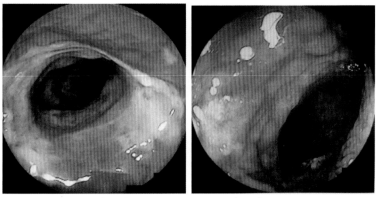

A. 全周性溃疡病变　　　　　B. 溃疡底颗粒状凹凸不平

图 3.54　气囊辅助式内镜下小肠缺血性肠炎表现。引自江崎幹宏，他.出血性小肠疾患の诊断.胃と腸，2010，45
（3）：388-396

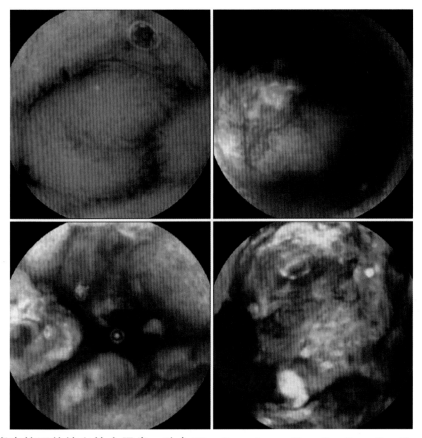

图 3.55　1 例胶囊内镜下的缺血性小肠炎。引自 Woo Seong Jeong, Hyun Joo Song, Soo-Young Na, et al. Acute
extensive ischemic enteritis in a young man diagnosed with wireless capsule endoscopy: a case report. Cases J, 2009, 2:7607

分布，与正常肠段相互间隔，界限清晰，呈跳跃
征。内镜下可见纵行裂隙样溃疡、炎性息肉形成
以及卵石征等不同表现，病变累及消化道全层，
可致肠壁变厚、肠腔狭窄、肠道穿透，并发瘘管
或肛门直肠周围病变。病理可见非干酪样肉芽肿、
裂隙样溃疡、肠壁各层炎症。

2. 溃疡性结肠炎

病变位于大肠，呈连续性弥漫性分布，好发
于直肠及乙状结肠，可累及全结肠及回肠末端。
临床表现为腹泻、腹痛、黏液脓血便。结肠镜下
可见受累结肠黏膜呈弥漫性充血、水肿，细颗粒
状不平，多发浅表溃疡，组织脆弱易出血，可覆

盖有脓性分泌物，有时可见到多个大小不等的假息肉及桥状黏膜。结肠袋变平或变钝，甚至消失，肠壁变硬，肠管缩短、变细。病理组织学检查可见病变局限于大肠黏膜及黏膜下层，呈现炎性反应，有隐窝脓肿，结肠腺体排列异常及上皮改变。

3. 原发性小肠癌

可发生于各段小肠，发病率低。内镜下表现为形态不规则的隆起或溃疡，溃疡表面覆污秽苔，质脆易出血，大的隆起可致肠腔狭窄。组织学以高、中分化腺癌多见，印戒细胞癌少见。

（四）治 疗

以治疗原发疾病为主，可予改善微循环，对症治疗肠功能紊乱。多数患者经内科治疗后可以很快好转，但也有少部分患者病情恶化而发生肠坏死，需急诊手术，及早切除坏死肠段。病情轻者及时治疗，预后良好。严重者可发生休克甚至死亡。内镜下可给予止血治疗。

五、嗜酸细胞性小肠炎

（一）概 述

嗜酸细胞性胃肠炎较为少见，在1937年首次正式报道，可发生于胃、小肠、结肠、直肠，其中以胃和小肠最多见，典型表现为胃肠道弥漫或局限性嗜酸性粒细胞浸润，常同时伴有外周血的嗜酸性粒细胞增多症。本病机制不明，临床表现缺乏特异性，常发生于有家族史及过敏史者，可能是一种自限性变态反应性疾病，虽多次反复发作，但预后良好。诊断主要依赖于内镜检查及病理活检，有以下分类方法。

Talley标准：①存在上下消化道症状，②病理结果显示嗜酸性粒细胞浸润于一处或多处，③排除其他导致组织和血液嗜酸性粒细胞增多的疾病。

按病变浸润程度进行Klein分型：1型以黏膜为主者多表现为腹痛、腹泻、消化道出血、吸收不良、肠道蛋白丢失、低蛋白血症、缺铁性贫血、体重下降等。②以肌层为主者表现为肌层肥厚引起小肠不完全性梗阻，会导致腹痛、呕吐等相应症状。③以浆膜层及浆膜下层为主表现为浆膜肥厚引起嗜酸性粒细胞性腹水，含大量嗜酸性粒细胞，出现腹痛、腹胀。据Klein研究，1型占半数以上，2型占20%~30%，3型占10%，有30%是重叠的，若黏膜层与肌层皆有浸润，归入2型，若黏膜层、肌层浸润伴嗜酸性粒细胞性腹水则归入3型。

（二）镜下特点

1. 小肠镜下表现

内镜检查时可见嗜酸性粒细胞在胃肠道浸润甚广，可从咽部至直肠，按浸润范围可分为局限型和弥漫型。局限型者镜下表现为坚实或橡皮样、平滑、无蒂或有蒂的息肉状肿块，部分可导致梗阻。肠道病变更多呈弥漫型，可见黏膜水肿（图3.56A）、充血、增厚，偶见浅表溃疡和糜烂（图3.56B~C），有时也可见结节样增生。以上各种表现可合并出现，为了明确是否嗜酸性粒细胞浸润及浸润深度，必须活检（图3.57）。

2. 胶囊内镜下表现

多数表现为非特异性炎症改变，包括黏膜散在红斑，充血水肿，糜烂充血或溃疡形成，累及肌层者可表现为肠腔狭窄。需结合小肠镜下黏膜活检提示组织内嗜酸性粒细胞浸润 > 20/HP，且必须除外寄生虫感染、药物、炎症性肠病或肿瘤引起的嗜酸性粒细胞浸润方可确诊（图3.58）。

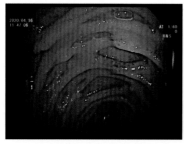
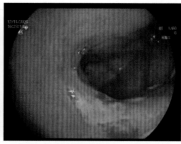
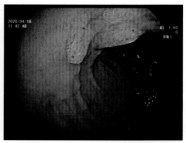

A. 空肠黏膜水肿明显   B. 小肠黏膜充血、糜烂   C. 小肠黏膜浅表溃疡

图 3.56 嗜酸性粒细胞性肠炎的镜下表现

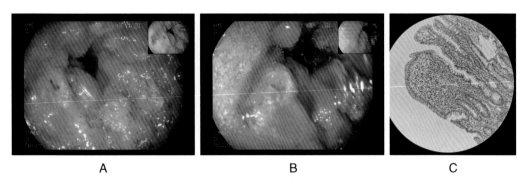

图 3.57 1 例十二指肠降部嗜酸性粒细胞浸润的小肠镜下表现。A~B. 降部肠黏膜不平，管腔狭窄。C. 病理检查显示大量嗜酸性粒细胞浸润

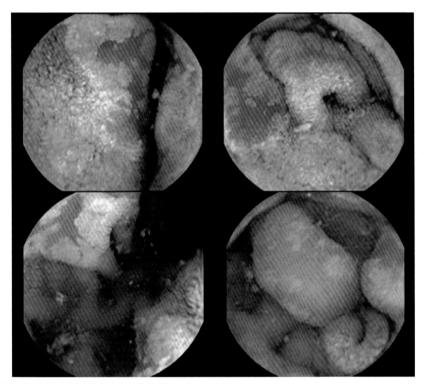

图 3.58 嗜酸性粒细胞性肠炎的胶囊内镜下表现。图片引自 Sousa M, Pinho R, Proença L. Capsule endoscopy in the diagnosis of eosinophilic enteritis. GE Port J Gastroenterol, 2019, 26(5):381−382

（三）鉴别诊断

1. 肠道寄生虫病

肠道寄生虫病可引起各种非特异性消化道系统症状，同时出现外周血嗜酸性粒细胞增多，内镜下无特异表现，反复查粪便虫卵可帮助鉴别。

2. 嗜酸性粒细胞增多症

嗜酸性粒细胞增多症是一种全身性疾病，可累及胃肠道，当消化道以外全身各脏器有嗜酸性粒细胞浸润时要怀疑本病。

3. 嗜酸性肉芽肿性血管炎

嗜酸性肉芽肿性血管炎是一种全身的自身免疫病，临床表现多样，常以哮喘、嗜酸性粒细胞增多、坏死性血管外肉芽肿和全身性血管炎等为主要特征，严重者可累及全身多个脏器，表现为多发性神经炎、关节炎、心肌炎、肾炎、紫癜等。胃肠道受累相对少见，可表现为腹痛、腹泻、消化道出血等症状，内镜下有时可见表浅的小溃疡。

4. 风湿免疫性疾病

各种血管炎，如变态反应性肉芽肿病、皮肌炎、结节性多动脉炎等，可累及胃肠道，出现腹痛、腹胀等消化道症状，也可出现外周血嗜酸性粒细胞升高，小肠黏膜活检有助于鉴别诊断。

5. 其他的变态反应性疾病

如支气管哮喘、过敏性鼻炎、荨麻疹等也可出现外周血嗜酸性粒细胞升高。

（四）治 疗

本病的治疗原则是去除过敏原，抑制变态反应，稳定肥大细胞，缓解症状。

1. 饮食控制

对于确定的或可疑的过敏食物或药物要立即停止使用，若此前没有食物、药物过敏史者，可采取续贯法逐个排除可能致敏的食物、药物，部分患者控制饮食后腹痛、腹泻等症状得到了改善，尤其是对黏膜病变为主的患者。但饮食控制单独应用效果有限，需辅助其他治疗方法。

2. 药物治疗

（1）糖皮质激素

激素有良好效果，优点在于起效快、诱导缓解率高（90%），持续维持缓解状态，再用药仍有效。多数病例在用药后1~2周内症状缓解，腹痛、腹泻缓解，外周血嗜酸性粒细胞可降至正常水平，以腹水为主要表现的患者在用药7~10d之后腹水多消失。一般口服强的松20~40mg/d，连用7~14d。

（2）免疫抑制剂：少数患者使用糖皮质激素，症状不能缓解，必要时可加用免疫抑制剂。

（3）抗过敏药物：色苷酸二钠、白三烯受体拮抗剂、抗组胺药物等也有一定治疗作用。

3. 内镜下治疗

若出现肠梗阻，在采取保守治疗无效时可采取内镜下治疗方法，如狭窄扩张、支架置入、肠梗阻导管等。

4. 手术治疗

若出现肠道溃疡合并穿孔，或肠梗阻，内科及内镜治疗无效时，可考虑外科手术。

六、放射性小肠炎

（一）概 述

放射性肠炎是盆腔、腹腔、腹膜后恶性肿瘤经放射治疗后引起的肠道并发症。可累及直肠、结肠和小肠，故又称为放射性直肠、结肠、小肠炎。

小肠遭受放射线照射后6周内发病，为早期损伤，6周后发病为晚期损伤。早期病变多限于黏膜层，肠黏膜细胞更新受到抑制，可以看到黏膜萎缩，常伴隐窝脓肿的黏膜固有层炎症细胞浸润，为一过性改变，停止照射后黏膜上皮可再生。晚期损伤由于黏膜下层、固有肌层及肠管外都有改变，在病理学上可见血管内皮受损，血管内血栓形成，导致缺血性变化，引起黏膜下纤维化和溃疡形成，与周围组织产生粘连，则成为不可逆损伤。晚期肠壁引起纤维化、溃疡，可能会导致肠腔狭窄或穿孔，腹腔内形成脓肿、瘘管和肠粘连等。典型的放射性肠炎影像学多表现为肠管非特异性、节段性炎症，伴或不伴管壁增厚、黏膜分层强化、肠系膜僵硬及管腔狭窄等，有时与克罗恩病较易混淆。气囊小肠镜是诊断放射性小肠炎的一种有效手段，可以对病变部位反复观察并且活检取材，对于肠管狭窄也能够酌情进行内镜下扩张治疗，诊断的同时可缓解患者的梗阻症状，优势显而易见。由于盆、腹腔肿瘤术后患者存在一定程度的腹腔黏连以及术后放疗造成肠壁水肿，多方面因素使气囊小肠镜插镜困难，尤其对于小肠中段的病变检查成功率不高，临床使用中具有一定的局限性。胶囊内镜是一种非侵入式的检查手段，具有安全、有效且无创、无痛等特点，患者易于接受，且能对整个小肠黏膜进行直观而全面的观察。相比于侵入性的小肠镜检查，胶囊内镜更安全、无创，且全小肠检查完成率更高。

（二）镜下特点

1. 小肠镜下表现

在开始的数周内可见小肠黏膜充血、水肿、颗粒样改变和脆性增加，触之易出血（图3.59A），此表现为一过性，放射终止后可恢复。之后可能会出现黏膜增厚（图3.59B）、变硬及特征性的毛细血管扩张、溃疡和肠腔狭窄（图3.59C~D）。溃疡可呈斑片状或钻孔样，大小不等，界限清晰，沿皱襞多发。有肠腔狭窄者，内镜通过困难，且组织脆易发生穿孔。晚期有时高度粘连，引起壁外压迫征象，有时增厚变硬的黏膜和环状狭窄的肠段或边缘坚硬的钻孔样溃疡，或可被误认为癌肿（图3.59E）。行组织活检可有助诊断，但谨防穿孔。

2.胶囊内镜下表现

小肠呈节段性红斑、水肿，伴或不伴有结节性和扩张性血管，可伴远端小肠多发溃疡、活动性出血或纤维化导致的狭窄，典型特征性表现为绒毛萎缩和不规则散在的白色绒毛，回肠受累最多（图3.60）。

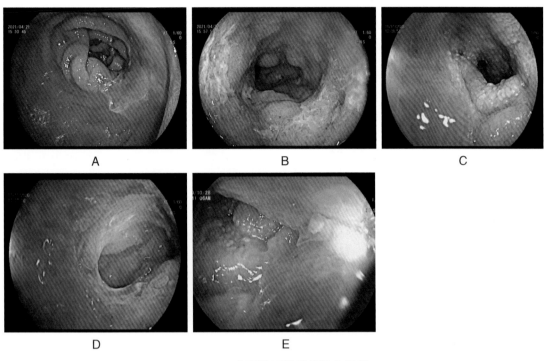

图 3.59　小肠镜下的放射性小肠炎

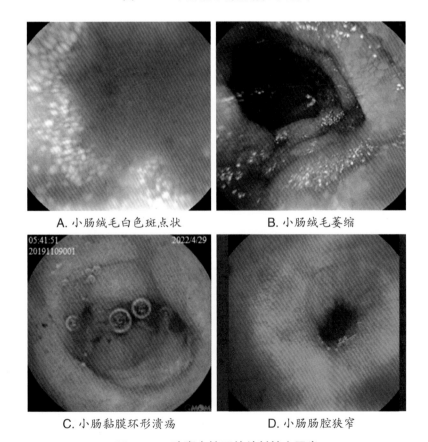

图 3.60　胶囊内镜下的放射性小肠炎

（三）鉴别诊断

1. 小肠癌

小肠癌包括原发癌和转移癌，在内镜下可以表现为溃疡或菜花样，病变边界不清，表面污浊（图3.61A），质地脆，触之易出血，内镜下活检多能确诊。放射性肠炎也可以出现肠腔狭窄、肠壁增厚（图3.61B），与小肠癌最大的区别在于有放疗史，活检不见癌细胞。

2. 克罗恩病

克罗恩病可表现为小肠的纵行溃疡（图3.62A）、不规则溃疡（图3.62B）或阿弗他样溃疡（图3.62C），病理检查可见肉芽肿，溃疡可累及肠道全层，会因炎症透壁形成瘘管，此外还可有一些肠外表现。放射性肠炎则有放疗史，溃疡常不规则（图3.62D），无肠外表现，活检不见肉芽肿。

3. 非特异性小肠炎或溃疡

非特异性小肠炎或溃疡内镜下可表现为充血、糜烂、水肿，或表浅的小溃疡（图3.63A），回肠末端较为多见，病理检查显示为非特异性炎症，多数患者呈现预后良好的慢性疾病过程。放射性肠炎（图3.63B）与之区别在于有无放疗史，有时放疗早期损伤与非特异性小肠炎或溃疡类似，随着放疗时间的延长，损伤会逐渐加重，而非特异性小肠炎或溃疡通常预后良好。

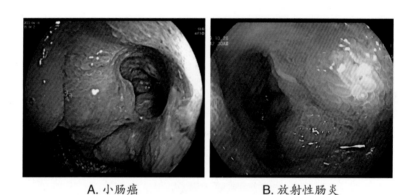

A. 小肠癌　　B. 放射性肠炎

图3.61　小肠癌和放射性肠炎内镜下区别

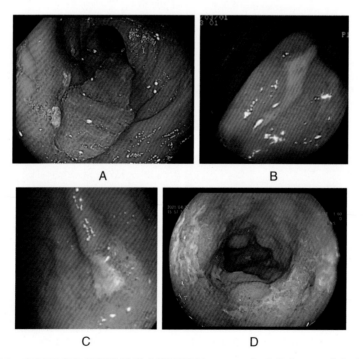

图3.62　克罗恩病和放射性肠炎内镜下区别。A~C.克罗恩病。D.放射性肠炎

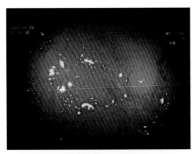

A. 非特异性小肠炎

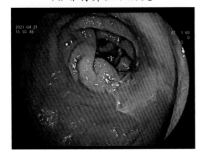

B. 放射性肠炎

图 3.63 小肠镜下的非特异性小肠炎

七、感染性小肠炎

（一）概　述

小肠感染性疾病少见，常发生于有基础疾病者或免疫功能紊乱者。感染性小肠炎可以由细菌、病毒、真菌或寄生虫引起，可导致急性小肠炎或慢性小肠炎，主要的临床表现有腹痛、腹泻、血便、发热、体重下降等。

小肠真菌感染少见，但近年来，陆续出现散发的小肠真菌感染报道，主要致病菌包括毛霉菌、念珠菌、曲霉、热带假丝酵母菌等，好发于免疫功能低下、糖尿病、长期服用抗生素、HIV、恶性肿瘤等患者，也有文献报道，小肠移植术后真菌感染的发生率为 40%~59%。

小肠细菌感染可由致病菌感染引起，或由某些原因导致的小肠内菌群数量或菌群种类发生改变引起。致病菌包括空肠弯曲菌、耶尔森菌、隐球菌、大肠杆菌、李斯特菌、耐甲氧西林金黄色葡萄球菌等。弯曲菌感染常以大肠病变为主体，沙门氏菌感染常累及回肠末端，弧菌性肠炎以小肠为主，回肠末端和回盲瓣常可见发红和糜烂，耶尔森菌和斑疹伤寒有回肠末端 Peyer 斑肿大和孤立性小结节病变。细菌感染的临床表现常有腹胀、腹痛、呕吐、水样便、血便、高热等症状。

粪便涂片有时可有阳性发现，粪培养找到病原菌可确诊。

小肠病毒感染主要为巨细胞病毒（CMV）感染，小肠相对结肠少见，小肠移植术后发生 CMV 感染风险显著增加，据文献报道，有 24%~38% 的小肠移植者发生 CMV 感染。小肠移植术后 CMV 最常见的侵袭部位是移植小肠，临床症状常表现为腹痛、腹胀、腹泻、血便、移植肠造口液增加等，症状为非特异性，有时很难与排斥反应相区别。

（二）镜下特点

1. 小肠镜下表现

（1）病毒感染

CMV 感染的小肠炎镜下特征性表现为正常黏膜出现细小溃疡（图 3.64），特别是突出的扁平溃疡或有一白色中心点的小溃疡，病理检查发现 CMV 包涵体，外周血 CMV 检测具有非常重要的临床意义。

（2）细菌感染

细菌感染很少采用小肠镜作为诊断方式，多数感染为大肠感染并累及回肠末端（图 3.65~图 3.67），耐甲氧西林金黄色葡萄球菌性肠炎（MRSA 肠炎）多是由于使用抗生素后菌群失调，而使耐甲氧西林葡萄球菌大量繁殖而引发的肠炎，有人报道小肠镜下见到小肠假膜可能为其特征性的改变。

（3）小肠真菌感染

文献报道主要表现为肠道溃疡、糜烂、斑片状改变及息肉形成。肠道溃疡多呈地图状，大片弥漫性病变，黏膜充血、水肿、糜烂（图 3.68），

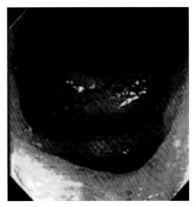

图 3.64　小肠镜下 CMV 感染的小肠炎表现

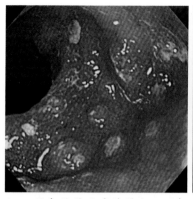

A. 回肠末端淋巴滤泡肿大，顶部有溃疡

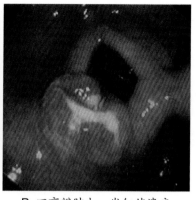

B. 回盲瓣肿大，发红伴溃疡

图 3.65 沙门氏菌感染小肠镜下表现。 引自大川清孝，他 . 小肠细菌性感染 . 胃と腸 ,2008, 增刊号 ,43（4）:635-642

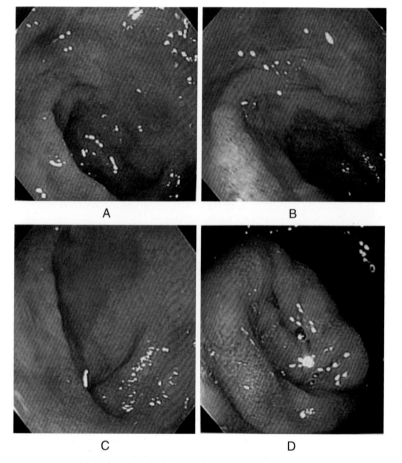

A

B

C

D

图 3.66 肠炎弧菌感染小肠镜下表现。 A~C. 回肠末端全周性斑状发红附着黏液。D. 回盲瓣肿大发红。图片引自大川清孝，他 . 小肠细菌性感染 . 胃と腸 ,2008, 增刊号 ,43（4）:635-642

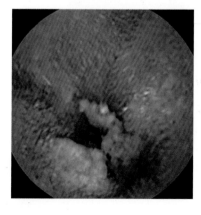

图 3.67 小肠播散性鸟分枝杆菌感染伴结节性浸润的胶囊内镜下表现。 图片引自 Koyama R, Aiyama T, Yokoyama R, et al. Small bowel obstruction caused by ileal endometriosis with appendiceal and lymph node involvement treated with single-incision laparoscopic surgery, a case report and review of the literature. Am J Case Rep, 2021, 22: e930141

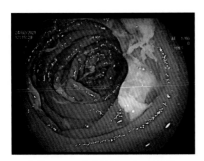

图 3.68　小肠镜下真菌感染

与克罗恩病的典型纵行溃疡、肠结核典型的环形溃疡不同，但与之鉴别仍然很困难。确诊需依赖多次真菌培养，故如怀疑真菌感染者，需留取粪标本或黏膜行病原学培养，尤其是真菌培养。

感染性小肠炎的胶囊内镜检查报道较少，本节中未详细描述。

（三）鉴别诊断

1. 克罗恩病

克罗恩病是慢性炎性肉芽肿性疾病，肠道溃疡多呈纵行，有鹅卵石样外观（图 3.69A），溃疡累及肠道全层，可因炎症透壁形成瘘管，可有肛周脓肿、肛裂，此外还可有一些肠外表现。反复行病原菌培养检查可帮助鉴别。小肠真菌感染内镜下表现有时与克罗恩病很像（图 3.69B），

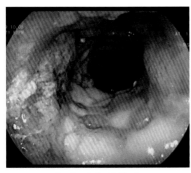

A. 小肠克罗恩病

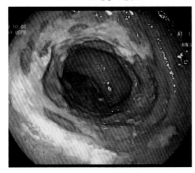

B. 小肠真菌感染

图 3.69　小肠克罗恩病与感染性小肠炎的区别

但无肠外表现，确诊需要多次真菌培养。

2. 肠结核

多见于中青年，溃疡常位于回肠末段及回盲部，典型的溃疡呈环形及鼠咬状，周边增殖明显（图 3.70A），病理 HE 染色可见肉芽肿和干酪样坏死。有时小肠真菌感染也会表现为环形溃疡（图 3.70B），需反复留取粪标本或黏膜行病原学培养来鉴别。

3. 小肠淋巴瘤

小肠淋巴瘤镜下溃疡形态多样且不典型（图 3.71A~B），诊断困难，有时深挖活检亦难以取得病理确诊。感染性小肠炎镜下表现不典型（图 3.71C），反复行病原菌培养检查可帮助鉴别淋巴瘤与感染性小肠炎。

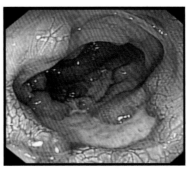

A. 小肠结核

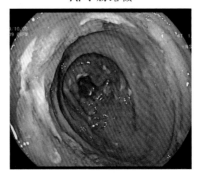

B. 小肠真菌感染

图 3.70　小肠结核与感染性小肠炎的区别

（四）治　疗

1. 药物治疗

（1）病毒感染：可选择阿昔洛韦、更昔洛韦或缬更昔洛韦抗病毒治疗，如果出现耐药，还可以选择膦甲酸钠或西多福韦。对于疾病较重者，同时还可以注射抗 CMV 免疫球蛋白。若为移植术后口服免疫抑制剂者，必要时还需要下调免疫抑制剂用量。

（2）细菌感染：常需使用抗生素，必要时

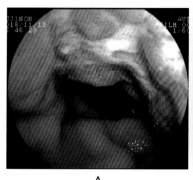 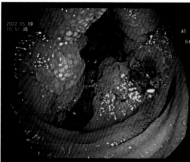 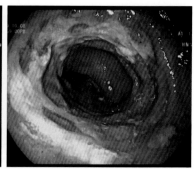

A   B   C

图 3.71　小肠淋巴瘤与感染性小肠炎的区别。A~B. 小肠淋巴瘤。C. 小肠真菌感染

联合应用抗生素，选择抗生素时要同时兼顾肠道的需氧菌和厌氧菌，可以选择头孢菌素、喹诺酮类、大环内酯类、碳青霉烯类等。

（3）真菌感染：给予足量足疗程抗真菌药物治疗，如两性霉素 B、卡泊芬净、伏立康唑等，同时还要行相关检查排除神经系统、肺部等感染真菌的可能。若为移植术后口服免疫抑制剂者，必要时还需要下调免疫抑制剂用量，甚至停用免疫抑制剂。

（4）寄生虫感染：一定要注重饮食卫生，饭前便后勤洗手，保证食物干净，避免发生反复感染。另外，可以根据患者的具体情况，选择合适的抗炎药物或驱虫药物，如甲硝唑、阿苯达唑、氯硝唑、吡喹酮等。

2. 手术治疗

若因肠道炎症合并穿孔、大出血，或肠梗阻内科及内镜治疗无效时，可考虑外科手术。

八、非特异性小肠炎症和溃疡

（一）概　述

非特异性小肠炎症和溃疡是指一类原因不明的位于十二指肠到回盲瓣之间的炎症或溃疡性疾病。随着胶囊内镜、双气囊和（或）单气囊小肠镜的广泛使用，小肠炎症和溃疡的发现率在不断提高，部分患者经过系统检查可以明确病因，但部分患者最终仍无法查清病因，被认为属于非特异性小肠炎症和溃疡。迄今为止，人们对非特异性小肠炎症和溃疡的认识还不够，其确切发病率尚不明确。目前认为，非特异性小肠炎症和溃疡是排除性诊断，需要结合患者病史、临床症状、

体征、实验室检查、内镜及组织病理，同时还需要排除各种引起小肠炎症和溃疡的常见疾病后方能作出诊断。患者可无症状，仅在内镜检查时无意中发现，也可表现为腹痛、腹胀、腹泻、发热、黑便、便血等症状，严重者可有贫血、低蛋白血症等，部分患者可有炎症指标升高。

（二）镜下特点

1. 小肠镜下表现

非特异性小肠炎症和溃疡在小肠镜下的表现是多种多样的，目前尚无统一诊断标准。主要特征为小肠一处或多处充血、水肿、糜烂、溃疡等改变，病理学检查呈慢性炎症或慢性溃疡表现而无其他特征性改变。根据不同的临床表现、内镜下表现和病理特征，目前已报道了以下几种非特异性小肠炎症和溃疡。

（1）非特异性小肠炎症

小肠镜下可表现为充血、糜烂、水肿（图3.72A），或表浅的小溃疡，也有一部分表现为小的黏膜缺损（图 3.72B），回肠末端较为多见，病理检查显示为非特异性炎症，多数患者无症状，呈现预后良好的慢性疾病过程，绝大多数患者病情在长期随访过程中无明显变化，也有部分患者镜下炎症可消失。

（2）非特异性小肠溃疡

非特异性小肠溃疡还没有规范的分类方法，目前已经报道了几种非特异性小肠溃疡相关的综合征：即隐源性多灶性溃疡性狭窄性小肠炎（CMUSE）、慢性溃疡性非肉芽肿性小肠结肠炎、孤立性小肠溃疡、单纯性小肠溃疡。

CMUSE：CMUSE 是一种病因尚未明确，主

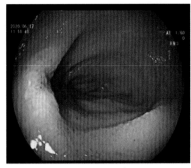

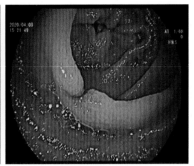

A. 小肠黏膜糜烂 　　　　　　　B. 小肠黏膜缺损

图 3.72　气囊辅助式内镜下非特异性小肠炎症

要累及小肠的罕见综合征。小肠镜下的特点为小肠多发糜烂或浅溃疡，溃疡可呈环形、线形、圆形或不规则形（图 3.73A~B），与周围正常黏膜分界明显，以及多部位的环形狭窄，狭窄肠段较短（多为 1~2cm）（图 3.73C），狭窄之间的距离紧凑（多为 2~10cm），无瘘管形成等。小肠镜是诊断 CMUSE 的重要手段，并可对狭窄肠段进行内镜下扩张治疗。因小肠多灶性狭窄常常导致慢性或复发性肠梗阻，小肠多发溃疡也可导致消化道出血，疾病反复发作可致营养不良、恶病质、气短、乏力等全身症状。病理学改变为纤维素增多，炎性病变仅累及黏膜或黏膜下层。

慢性溃疡性非肉芽肿性小肠结肠炎：多发生于中年人，有报道平均发病年龄为 45 岁左右。患者既往大多体健，突然出现严重的慢性腹泻，最常见的并发症是消化道出血，也有肠穿孔、肠梗阻的报道。多在肠梗阻或肠出血行手术治疗时发现。小肠镜下可见多发的表浅溃疡，多位于回肠末段（图 3.74A），也可发生在十二指肠、空肠，部分患者结肠也会被累及，还可见小肠绒毛扁平、消失（图 3.74B），病理检查显示小肠黏膜固有层内大量炎细胞浸润，可伴有隐窝脓肿和小肠绒

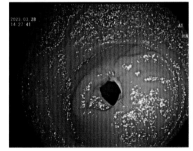
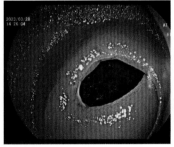
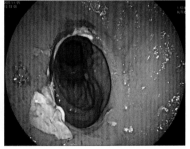

A. 小肠环形溃疡 　　　B. 小肠不规则溃疡 　　　C. 多部位环形狭窄

图 3.73　气囊辅助式内镜下所见 CMUSE

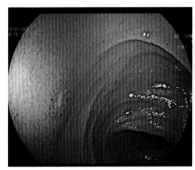
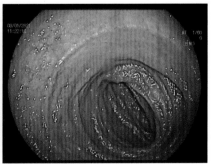

A. 回肠浅表溃疡 　　　　　　　B. 回肠绒毛扁平

图 3.74　气囊辅助式内镜下慢性溃疡性非肉芽肿性小肠炎

毛萎缩。

孤立性小肠溃疡：有报道平均发病年龄为 50 岁左右。溃疡常位于回肠末段（图 3.75A），也有位于空肠的报道（图 3.75B），国外报道该病容易并发肠梗阻、肠穿孔、消化道出血，常在出现并发症后才被确诊。

2. 胶囊内镜下表现

病变呈片状充血水肿、发红，可见小类圆形或不规则溃疡面，均为非特异性表现。表现为溃疡者，常出现在回肠末端，直径较小，附着少量

白苔，此外也可出现其他部位的孤立性溃疡，出现多发溃疡时，要考虑 CMUSE 或慢性溃疡性非肉芽肿性小肠结肠炎的可能，需进一步行小肠镜检查并活检取材（图 3.76）。CMUSE 常伴肠道狭窄致胶囊内镜滞留，国内有多篇报道，我院也接收过此类病例（图 3.77）。

（三）鉴别诊断

1. 克罗恩病

克罗恩病是慢性炎性肉芽肿性疾病，肠道溃

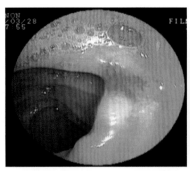
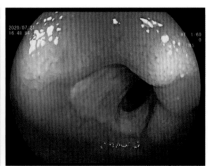

A. 回肠孤立溃疡　　　　　　　　　　　B. 空肠孤立溃疡

图 3.75　气囊辅助式内镜下孤立性小肠溃疡

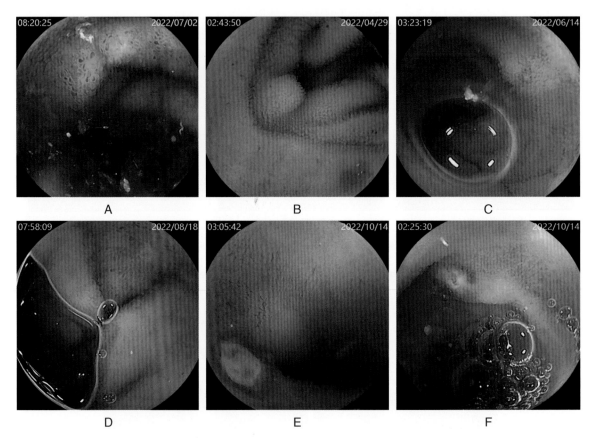

A　　　　　　　　　　B　　　　　　　　　　C

D　　　　　　　　　　E　　　　　　　　　　F

图 3.76　胶囊内镜下回肠末端非特异性小肠溃疡。 A. 充血水肿。B. 红斑。C. 糜烂。D~F. 非特异性溃疡。图片 E、F 由陕西省澄城县人民医院韦舒静医生提供

疡多呈纵行，有鹅卵石样外观，溃疡深，累及肠道全层，可因炎症透壁形成瘘管，可有肛周脓肿、肛裂，此外还可有一些肠外表现。非特异性小肠溃疡常表浅，不会透壁，无肠外表现（图3.78）。但也有学者认为，一些非特异性小肠溃疡可能是克罗恩病的早期表现。

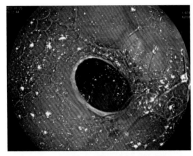

A. 小肠环状溃疡伴狭窄

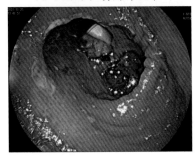

B. 肠腔狭窄处胶囊滞留

图 3.77　1例 CMUSE 的小肠镜下所见

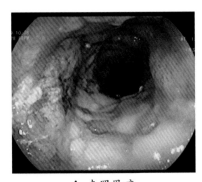

A. 克罗恩病

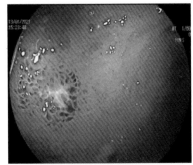

B. 非特异性溃疡

图 3.78　小肠克罗恩病和非特异性小肠溃疡的内镜下区别

2. NSAID 相关肠病

有 NSAID 用药史，且停药后症状明显改善是 NSAID 相关肠病的重要特征。内镜下可表现为红斑、糜烂、出血点、圆形溃疡、环形溃疡、线性瘢痕、环形瘢痕等，最具特征性的改变是内镜下发现肠道隔膜样狭窄，严重者可狭窄至针尖大小，伴随肠道糜烂及溃疡形成（图 3.79A）。非特异性小肠溃疡有时与 NSAID 相关肠病内镜下表现很像（图 3.79B），最重要的区别在于用药史。

3. 肠结核

肠结核多见于中青年，溃疡常位于回肠末段及回盲部，典型的溃疡呈环形及鼠咬状，周边增殖明显（图 3.80A），病理 HE 染色可见肉芽肿和干酪样坏死。非特异性小肠溃疡大多表浅，周边无明显增殖（图 3.80B），病理多为炎细胞浸润。与非特异性溃疡相比，肠结核患者更容易出现低热、盗汗等呼吸系统症状，还可能合并腹腔淋巴结肿大和腹水，PPD、Tspot 阳性有助于诊断，如果既往有结核病史或肺部结核灶就更加支持结核的诊断。

4. 小肠癌

小肠癌包括原发癌及转移癌，多为单发，镜

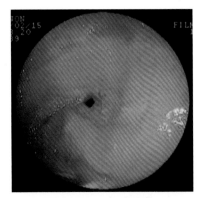

A. NSAID 相关肠病

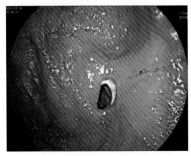

B. 非特异性小肠溃疡

图 3.79　小肠 NSAID 相关肠病和非特异性小肠溃疡的内镜下区别

下所见溃疡面较大，边界不清，表面污浊，质地脆或硬（图3.81A），触之易出血，内镜下活检多能确诊。非特异性小肠溃疡面不大，溃疡表浅，与周围组织边界清（图3.81B）。

5. 小肠淋巴瘤

小肠淋巴瘤多见于回肠，尤其是回肠末段，诊断困难，有时深挖活检亦难以取得病理确诊。非特异性小肠溃疡常表浅，与周围组织边界清（图3.82A）。但淋巴瘤种类众多，镜下溃疡形态多不典型（图3.82B），有时难以鉴别。

6. 肠型白塞综合征

常呈慢性复发状态，溃疡多位于回肠末段、回盲瓣、盲肠，内镜下典型的溃疡呈单发或散在多发，溃疡常为横向发展，常位于系膜对侧，溃疡深大，呈圆形或椭圆形（图3.83A）。边缘比较规则，也有阿弗他样的小溃疡（图3.83B），溃疡愈合后可以不留痕迹，但溃疡反复发作导致黏膜增厚，也可以出现出血、穿孔、梗阻等情况。典型的病理表现为以静脉为主的小血管炎。临床常伴口、眼、生殖器病变。

（四）治　疗

由于小肠非特异性炎症和溃疡病因不清，目前尚无十分有效的治疗方法，多采用药物治疗的方法。

1. 非特异性小肠炎症

以抗炎、保护黏膜及对症治疗为主。氨基水杨酸制剂可作用于肠道炎性黏膜，降低病变黏膜炎症反应的程度，促进局部黏膜修复。也可给予复方谷氨酰胺胶囊、肠道益生菌等药物治疗。

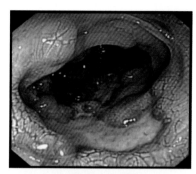

A. 回肠末端结核

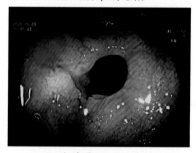

B. 非特异性小肠溃疡

图 3.80　小肠结核和非特异性小肠溃疡的内镜下区别

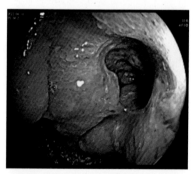

A. 小肠癌

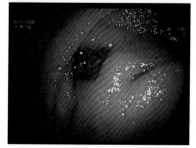

B. 非特异性小肠溃疡

图 3.81　小肠癌和非特异性小肠溃疡的内镜下区别

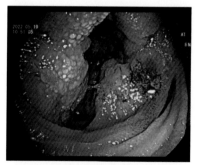

A. 小肠淋巴瘤

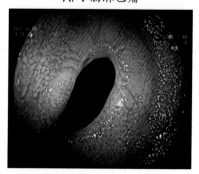

B. 非特异性小肠溃疡

图 3.82　小肠淋巴瘤和非特异性小肠溃疡的内镜下区别

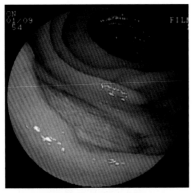

A. 肠型白塞综合征

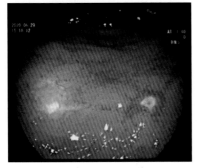

B. 非特异性小肠溃疡

图 3.83　肠型白塞综合征与非特异性小肠炎症和溃疡的内镜下区别

2. 非特异性小肠溃疡

CMUSE：CMUSE 治疗包括药物、营养、内镜及手术治疗。氨基水杨酸制剂多无效，故药物首选系统性激素治疗，多数患者易出现激素依赖，少数患者可能出现激素抵抗。激素依赖或抵抗者可考虑联合使用免疫抑制剂，如沙利度胺、氨甲蝶呤等，有报道显示硫唑嘌呤对本病无效。也有少数患者使用 TNF-α 抑制剂症状缓解，但停药后易复发。肠内及肠外营养在短期内可改善症状，部分患者甚至获得黏膜愈合，患者恢复进食后，

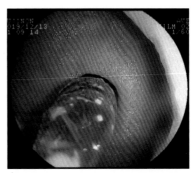

图 3.84　小肠狭窄的镜下球囊扩张

溃疡、贫血及低蛋白血症可能会很快复发。对于小肠狭窄者，可在小肠镜下行球囊扩张（图 3.84），或外科手术切除病变肠段，同时术后病理检查对于诊断和鉴别诊断有无可取代的价值。

慢性溃疡性非肉芽肿性小肠结肠炎　部分患者糖皮质激素治疗有效，效果较好者症状及内镜下表现可迅速缓解，甚至消失，但停药容易复发，需要激素维持治疗。此病病死率高，据报道最高达 50%，部分患者因激素治疗无效死亡，也有部分患者死于长期应用激素并发的细菌及真菌感染。如果腹泻次数多，可酌情给予肠道益生菌、口服补液盐等药物。如果出现消化道出血、肠梗阻、肠穿孔等紧急情况，需对症治疗，必要时手术治疗。

孤立性小肠溃疡：该病以对症保守治疗为主，若受累肠管有出血、穿孔或狭窄等并发症出现，应及时给予内镜或手术治疗。

单纯性小肠溃疡：目前尚无明确的治疗标准和有效的治疗方案，因该病预后良好，多数观点认为无需特殊治疗，建议对没有临床症状的患者密切随访观察。

（任莉　姜炅　陈芬荣）

第三节　小肠非肿瘤性病变（除炎症外）

一、小肠血管性病变

（一）概　述

小肠非肿瘤性的血管性病变主要表现为小肠血管畸形，还可称为小肠血管发育不良、小肠动静脉畸形、小肠毛细血管扩张，是引起急、慢性

消化道出血重要原因之一，通常无特殊的临床症状和体征。早期为隐匿性出血或慢性出血，常因反复消化道出血或消化道大出血而就诊。血管造影及内镜检查是诊断该疾病的主要检查手段。活动性出血期间，当出血量 ≥ 0.5mL/min 时，通过血管造影可显示造影剂外溢，但出血量少或活动

性出血停止，血管造影往往得不到有价值的检查结果。胶囊内镜是诊断小肠血管性病变的首选方法，气囊小肠镜除诊断外还可对一些出血灶进行止血治疗。

（二）镜下特点

1. 小肠镜下表现

小肠镜下表现分为 4 种类型，1 型（血管扩张型）：点状（1a）（图 3.85A）或斑片状（1b）红斑（图 3.85B），伴有或不伴有渗出；2 型（杜氏病变型）：搏动性出血的小斑点状病灶（2a）（图 3.85C）或搏动性红色突起，无周围静脉曲张（2b）（图 3.85D）；3 型（动静脉畸形型）：波动性红色突出伴周围静脉扩张（图 3.85E）；4 型：继发于肠道其他病变，例如有观点认为可继发于炎症性肠病，由炎症纤维化引起静脉回流障碍所致（图 3.85F）。小肠镜下正常小肠可见黏膜完整、光滑平整，肠腔未见狭窄或扩张（图 3.85G）

2. 胶囊内镜下表现

病变不易发现，常表现为鲜红色斑点或者斑片，较大者表面可见细小血管网，边界清晰。根据其范围可分为 4 种类型：Ⅰ型为局限性血管扩

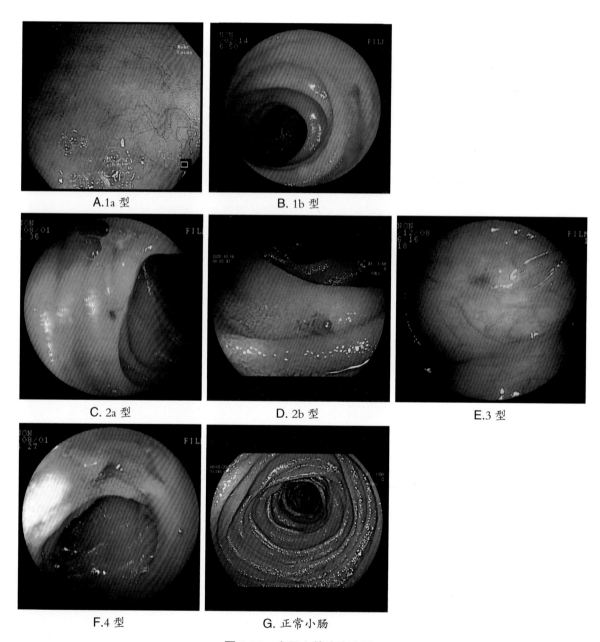

A. 1a 型   B. 1b 型

C. 2a 型   D. 2b 型   E. 3 型

F. 4 型   G. 正常小肠

图 3.85　小肠血管病变分型

张；Ⅱ型为弥漫性血管扩张；Ⅲ型为血管瘤样团块；Ⅳ型为遗传性出血性毛细血管扩张，呈点状血管瘤样损害（图3.86）。图3.87为血管病变患者胶囊内镜和小肠镜下表现对比（图3.87）。

（三）鉴别诊断

1.小肠溃疡

小肠血管畸形出血呈无痛性、间歇性、慢性小量等特点。而小肠溃疡出血前多有溃疡病史，

伴腹痛，脓血便，出血后疼痛减轻。小肠溃疡常见于小肠克罗恩病和小肠结核。小肠克罗恩病在小肠镜下常表现为多发性口疮样溃疡，沿肠道纵轴方向排列；或呈多发节段性纵行溃疡伴周边肉芽组织增生（图3.88）。小肠结核的镜下表现多为横向或环形溃疡，且常伴发有回盲部、结肠的溃疡，以及溃疡融合现象（图3.89）。

2.麦克尔憩室

发病时突然出现大量便血，大便呈鲜红色或

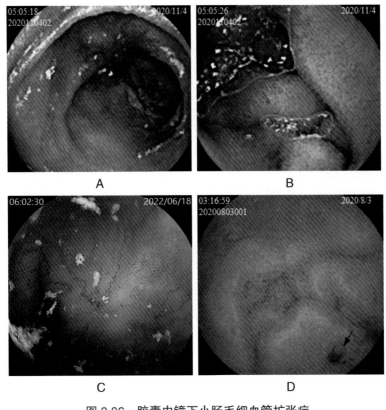

图 3.86　胶囊内镜下小肠毛细血管扩张症

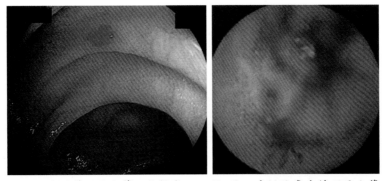

A. 小肠镜下见血管斑状扩张　　B. 同一病例胶囊内镜下见血管蜘蛛状扩张

图 3.87　小肠血管病变患者小肠镜和胶囊内镜下表现对比。图片引自松本主之，他.小肠非腫瘍性疾病の内視鏡診断.胃と腸，2008增刊号，43（4）：469-476

暗红色，患者可出现面色苍白、口渴、烦躁不安等休克症状；出现右下腹疼痛、压痛、腹肌紧张，不易与阑尾炎鉴别，还可伴有呕吐、发热、血白细胞计数增高等。但麦克尔憩室所致的炎性体征偏于腹中部，腹泻的可能性较大，大便中可能带有脓血。小肠镜下在回肠可见憩室开口或伴周围黏膜充血水肿及糜烂（图 3.90）。

（四）治疗

1. 常规治疗

包括输血、输液、保持水电解质平衡，胃肠道减压，应用止血、抗生素药物，出现休克时则行抗休克治疗。

2. 内镜治疗

当明确诊断及获得定位后，在小肠镜下进行

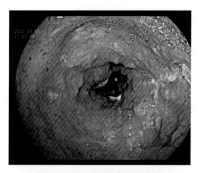

图 3.88　小肠克罗恩病

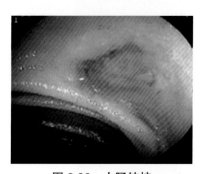

图 3.89　小肠结核

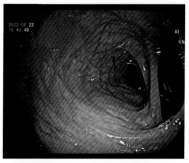

图 3.90　麦克尔憩室

对症治疗。

（1）硬化剂治疗

病灶大小决定剂量与疗程，将硬化剂注射于病变血管及血管旁，每隔 1~2 周治疗 1 次，直至病灶完全消失。

（2）激光治疗

光纤对准病灶，距离 1~2cm，采用脉冲法，每次照射 4~6s，每隔 2 周治疗 1 次，直到病灶根除。

（3）氩气或高频电治疗

对准病灶，根据病灶大小决定电凝指数和次数。但这些方法可能导致再出血、穿孔等并发症。

3. 介入治疗

（1）灌注：经选择性动脉造影确定出血部位后（图 3.91），而患者并无休克体征，可试行灌注治疗。灌注时均需进行血压和心率监测。对特殊患者进行心电监护。

（2）栓塞：将吸收性明胶海绵剪成 2mm 左右的小块，与造影剂混合，在透视下经导管注入病变为动脉供血，注入量依据病变范围、栓塞程度及患者反应决定，原则是不要太多。

栓塞有止血效果，但缺点是不能防止再次出血。有观点认为栓塞可能导致脏器大动脉栓塞，有一定的危险性。

4. 手术治疗

目前认为手术切除血管畸形的肠段是最有效而又确切的治疗方法，关键在于进行手术前及术中定位准确，不要遗漏病变的肠段。手术治疗的部位根据检查结果来决定。对于小肠大量出血患者手术干预可能有效，术前使用颜料标记出血位

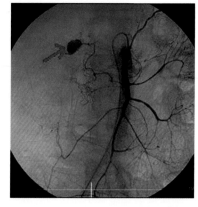

图 3.91　选择性动脉造影确定出血部位

置有助于手术。手术时应准备术中小肠镜，以辅助定位出血位置和进行内镜治疗。

二、小肠憩室

1. 概　述

小肠憩室是由小肠壁局限性突起形成的囊袋，囊袋由内向浆膜外突出。囊壁可能含小肠壁各层，也可能肌层缺如而仅有黏膜和黏膜下层。根据发病机制，憩室可分为获得性憩室与先天性憩室，获得性憩室可分为原发性与继发性。由于憩室囊腔与肠腔相通，憩室内易滞留食物残渣或其他肠内容物。小肠憩室一般无症状，症状的产生与憩室及其出口的大小、位置等有关。可出现轻微腹痛、消化不良、便秘或腹泻等症状，严重者可出现梗阻、出血和穿孔，当憩室伴有结石或肿瘤时可有局部压迫症状。小肠憩室分为以下3种类型。

（1）十二指肠憩室

十二指肠憩室是小肠憩室中最多见的，70%的十二指肠憩室发生于十二指肠降部内侧壁，其次是十二指肠水平部、降部和上部（图3.92）。

（2）麦克尔憩室

麦克尔憩室常发生在距回盲瓣60~130cm的范围内，大多数麦克尔憩室患者可无症状，25%~30%的患者因出现憩室并发症就诊，常见并发症有憩室出血、憩室炎、憩室穿孔、肠梗阻、憩室肿瘤、Litter疝等（图3.93）。

（3）获得性空回肠憩室

本病少见，空回肠憩室是引起小肠吸收不良症的常见原因之一，并发症较少，包括急性炎症、出血、穿孔、小肠梗阻和憩室内癌肿（图3.94）。

2. 镜下特点

（1）小肠镜下表现

镜下憩室表现为光滑、圆形或椭圆形开口的肠壁下陷，内壁光滑，黏膜色泽正常，囊内可见血管纹理（3.95A）。可见双腔征（图3.95B），有时可有肠腔内容物潴留（图3.95C）。

当憩室有炎症时，可见开口处及附近黏膜充血、水肿、糜烂及炎性渗出物（图3.96A），憩室可合并溃疡（图3.96B）。有时可出现憩室内翻的情况（图3.97）。

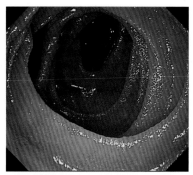

A. 十二指肠憩室

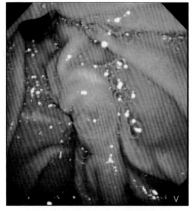

B. 十二指肠乳头旁憩室

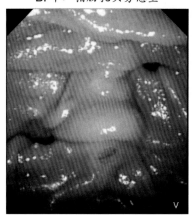

C. 乳头旁多发憩室

图 3.92　十二指肠憩室

（2）胶囊内镜下表现

由于受肠腔充盈度、洁净度及蠕动的影响，典型小肠憩室图像并不常见，对麦克尔憩室的诊断率为7%~60%，可见双孔征，部分病例仅可观察到溃疡、狭窄，憩室内翻时则多表现为隆起性肿物，常需进一步行小肠镜检查并结合组织活检明确诊断（图3.98）。

3. 鉴别诊断

（1）小肠炎症

平坦的黏膜上有充血糜烂，可有浅溃疡形成，

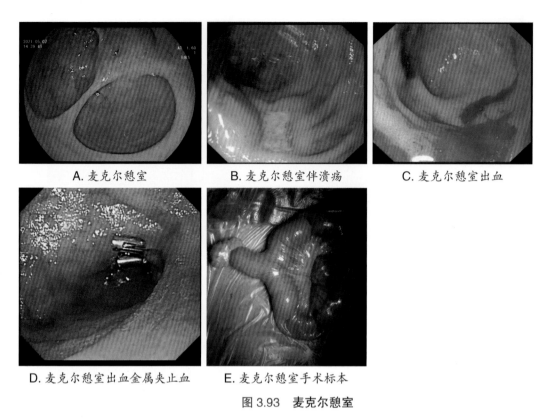

A. 麦克尔憩室　　　　B. 麦克尔憩室伴溃疡　　　　C. 麦克尔憩室出血

D. 麦克尔憩室出血金属夹止血　　　E. 麦克尔憩室手术标本

图 3.93　麦克尔憩室

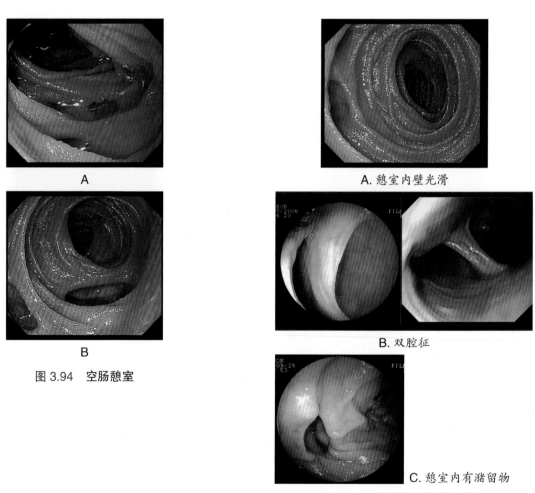

A

B

图 3.94　空肠憩室

A. 憩室内壁光滑

B. 双腔征

C. 憩室内有潴留物

图 3.95　小肠憩室的镜下表现

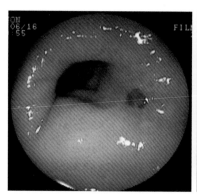 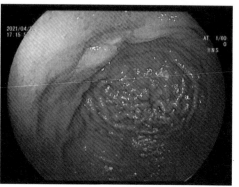

A. 憩室炎伴粪石嵌顿　　　　　　　B. 憩室伴溃疡形成

图 3.96　小肠憩室的合并症

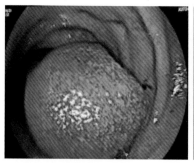 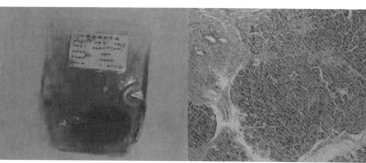

A. 憩室内翻　　　　　　　　　　B. 术后病理（异位胰腺）

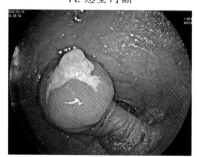

C. 憩室内翻伴溃疡　　　　　　　　图 3.97　肠憩室内翻

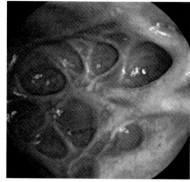 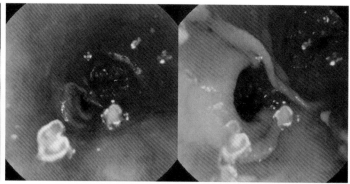

A. 多发性憩室　　　　　　　　　　B. 回肠憩室

图 3.98　胶囊内镜下的小肠憩室表现

无囊状凹陷（图3.99）。

（2）小肠血管病变

小肠血管病变，如血管畸形和血管瘤的鉴别：平坦的黏膜上有异常血管或隆起性病变（图3.100）。

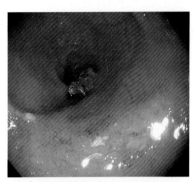

A. 回肠末端炎症改变

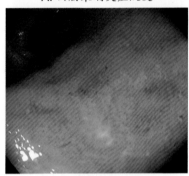

B. 回肠末端浅溃疡

图3.99　回肠末端炎症改变

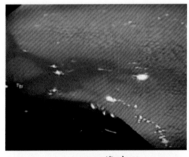

A. 小肠血管畸形

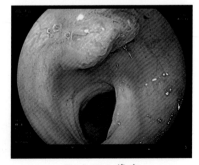

B. 小肠血管瘤

图3.100　小肠血管病变

4. 治　疗

大部分小肠憩室无需处理。当出现肠出血、肠梗阻、肠穿孔等并发症时，则需进行内科相应的治疗及外科手术治疗。

三、蛋白丢失性肠病

（一）概　述

蛋白丢失性肠病是指各种原因导致血浆蛋白质从胃肠道丢失，从而引起低蛋白血症的一组疾病。临床表现是下肢水肿、消化不良、免疫功能降低和低蛋白血症。常见于乳糜泻、小肠淋巴管扩张症、自身免疫性疾病等。在此将乳糜泻进行重点介绍。

乳糜泻又称口炎性腹泻、麸质敏感性肠病、特发性脂肪泻等，是一种在遗传易感的成人和儿童中发生的累及小肠的慢性、多器官自身免疫性疾病，常由摄入含麸质类食物诱发。亚洲人群的乳糜泻血清阳性率和患病率分别为1.6%和0.5%，略低于全球发病水平。遗传因素在乳糜泻的发病中起着重要作用，乳糜泻的易感基因位于人类白细胞抗原（HLA）区域，几乎100%的乳糜泻患者都具有 HLA II 类基因 HLA-dqa1 和 HLA-dqb1 的特异性突变，麸质不耐受人群摄入的麸质中的麦胶蛋白不能被完全代谢，其未被分解的肽段进入小肠黏膜后与抗原递呈细胞表面的HLA-DQ2/8单倍型编码的膜受体结合，从而诱发一系列自身免疫反应，产生包括抗肌内膜抗体（EMA）、抗组织转谷氨酰胺酶抗体（anti-tTGA）等在内的多种抗体，最终导致小肠黏膜的损伤及炎症反应。

1. 临床表现

乳糜泻的临床表现多样，主要特征为肠黏膜受损继发的消化吸收不良相关症候群，包括腹泻、脂肪泻、贫血、体重减轻或生长障碍。可同时伴有其他器官或系统病变，包括贫血，骨质疏松，精神行为异常等。青少年患者可出现生长发育迟缓，缺铁性贫血，青春期闭经等症状。

2. 诊　断

血清学检查是诊断和筛查乳糜泻的重要手段。对于长期慢性腹泻的患者进行包括 EMA、anti-tTGA、脱酰氨基麦胶蛋白肽抗体（anti-DGP）

等在内的抗体筛查，结合十二指肠黏膜活检是诊断乳糜泻的金标准。

（二）镜下特点

1. 小肠镜下表现

不同疾病在小肠镜下的表现各有特征，乳糜泻可表现为小肠黏膜明显水肿，呈脑回样，轻度黏膜病变时内镜下看不到变化，怀疑该病时必须取黏膜进行活检（多点活检）来诊断（图3.101）；小肠淋巴管扩张症表现为黏膜呈弥漫性白色雪花样斑片改变，或小肠黏膜呈多发黄白色结节或白色结节样改变（图3.102）；过敏性紫癜合并蛋白丢失性肠病可表现为肠道紫癜，黏膜充血、水肿，散在斑片状黏膜下出血（图3.103）。

2. 胶囊内镜下表现

典型表现包括小肠绒毛萎缩、短小呈扇贝样或龟壳、马赛克样改变，小肠环状皱襞减少（图3.104）。十二指肠黏膜活检可见上皮内淋巴细胞增加，隐窝增生，钝化或萎缩的绒毛，绒毛/隐窝比例下降，单核细胞浸润至固有层，上皮细胞结构异常等（图3.105）。

（三）鉴别诊断

1. 失代偿期肝硬化

肝硬化时，小肠黏膜呈炎症样病变（水肿、

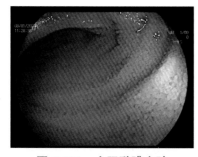

图 3.101 小肠黏膜水肿

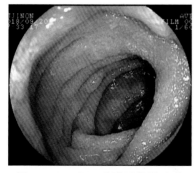

图 3.102 小肠黏膜雪花样改变

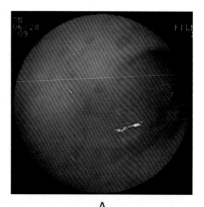

A

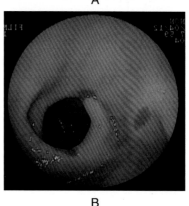

B

图 3.103 小肠黏膜下出血

红斑、小息肉、糜烂）和血管相关病变（毛细血管扩张、血管畸形、静脉曲张）。同时，患者有肝病史，伴肝病面容、脾大、腹水等门静脉高压的临床表现，以及肝功能异常等，这些肝硬化的特点有助于与其鉴别。

2. 肾病综合征

大量的血浆蛋白，特别是白蛋白，从尿中丢失，尿蛋白排出率＞3.5g/d，血浆胆固醇升高，伴甘油三酯及低密度脂蛋白升高，尿常规可见红细胞、颗粒管型，还可有肾功能损害和高血压。因此，肾病综合征小肠黏膜表现与蛋白丢失性肠病相同。

3. 血浆蛋白消耗过多性疾病

长期发热，甲状腺功能亢进，恶性肿瘤，糖尿病等，血浆蛋白可消耗过多，而引发低蛋白血症，这些疾病均有相应疾病的病史及临床特点，特异性实验室等辅助检查异常，而且缺乏血浆蛋白从胃肠道过多丢失的证据。

4. 蛋白质消化吸收不良

蛋白质消化吸收不良指各种原因导致的小肠营养物质吸收不良所引起的综合征，以腹胀、腹

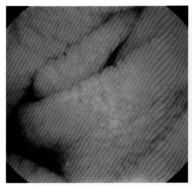
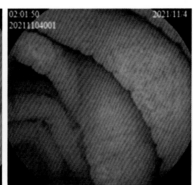
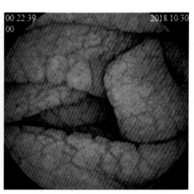

A. 空肠绒毛缩短萎缩　　B. 部分空肠绒毛萎缩消失　　C. 空肠绒毛呈马赛克样

图 3.104　蛋白丢失性肠病胶囊内镜下表现

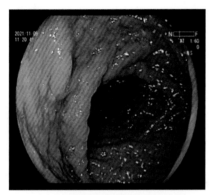

A. 十二指肠黏膜萎缩呈颗粒样

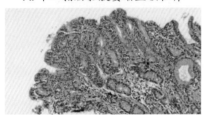

B. 十二指肠黏膜病理

图 3.105　乳糜泻的十二指肠表现

泻、贫血为主要临床表现，多见于胃大部分切除术、慢性胰腺炎、某些小肠吸收不良疾病及老年人，粪便中蛋白质及其不完全分解产物增多，常伴粪便脂肪含量增高，胰外分泌功能试验和相应的小肠吸收功能试验异常，缺乏血浆蛋白从胃肠道过多丢失的证据。但有些引起蛋白质吸收不良的疾病也可引起蛋白丢失性胃肠病，故不排除二者可同时或先后存在的可能性。

5. 先天性低白蛋白血症

属于一种自身免疫性综合征，多与肾脏疾病有关，在儿童期就有明显的低白蛋白血症，血清白蛋白常 < 10g/L，血沉很快，血清胆固醇很高，球蛋白正常或升高。

（四）治　疗

1. 病因治疗

明确病因，针对原发病进行治疗。引起本病的一些病因需手术治疗才能治愈，如恶性肿瘤、缩窄性心包炎、巨大肥厚性胃炎等。只有在病因尚未明了，或对病因不能采取有效治疗时，才能采用对症支持治疗。

2. 对症支持治疗

对因低蛋白血症而导致水肿或浆膜腔积液者，可适当选用利尿药，补充人血清白蛋白；对伴有脂肪泻及维生素缺乏者，可补充胰酶制剂和维生素。

饮食：应给予高蛋白高热量饮食，对于高度水肿者给予限盐饮食；对于淋巴管阻塞性疾病患者，给予低脂或中链三酰甘油治疗，以降低肠道淋巴管的负荷。

利尿药：可联合应用保钾与排钾利尿药，如螺旋内酯类和噻嗪类药物，必要时可用呋塞米类强利尿药，以减轻水肿和减少腹水。

纠正低蛋白血症：针对病因治疗，进行饮食调节治疗，例如充足的能量、高蛋白饮食来提高血浆蛋白质浓度，严重者可静脉输入人血清白蛋白。

对症治疗：有感染者应用抗生素，维生素缺乏者补充维生素族，有抽搐应补充钙、镁等。对部分饮食治疗无效者可考虑应用生长抑素，如奥曲肽治疗，原因可能与其引起的小肠血流量与淋巴回流的减少有关。

手术治疗：对于小肠淋巴管扩张症致蛋白丢

失性肠病的患者，病灶局限或症状严重的内科治疗无效、发生并发症和不能排除恶性病变者，须考虑外科治疗，包括肠段切除和腹水静脉分流术，肠系膜淋巴管有明显扩张者可行淋巴静脉吻合术。

四、肠气囊肿症

（一）概　述

肠气囊肿症又称肠囊样积气症、Duvernoy综合征、肠气肿、腹气囊肿、囊性淋巴积气症等，肠气囊肿症最多见于小肠，特别是回肠，其次是结肠以及身体其他部位，是一种非常少见的消化道疾病，分原发性和继发性两种，继发性患者常伴有胃肠道疾病或肺部或结缔组织等基础疾病，如溃疡性结肠炎、幽门梗阻、肠结核等。患者可无症状，或伴有腹痛、腹胀和饱腹感等消化道症状，严重时可伴发肠梗阻，需手术治疗，部分患者腹腔可出现游离气体，易误诊为消化道穿孔行急诊手术治疗。

（二）镜下特点

1. 小肠镜下表现

镜下可见黏膜下有大小不等的圆形隆起，呈透明或半透明，表面光滑完整，基底较宽（图3.106）。以镜身或活检钳压挤肿物时可改变其形状，活体组织检查多为正常黏膜，当囊肿被钳破后，隆起物可塌陷消失并见气体冒出。

2. 胶囊内镜下表现

常表现为黏膜下肿物，表面光滑，有透亮感，可多发，但与其他黏膜下来源肿物，如间质瘤、平滑肌瘤甚至脏器外压等难以鉴别（图3.107）。

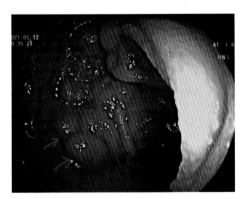

图3.106　小肠镜下的肠气囊肿症（箭头所示）

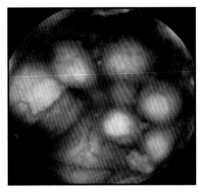

图3.107　胶囊内镜下的小肠气囊肿症。图片引自Liu T, Zhang S, Mao H. Gastrointestinal malignant neoplasms disguised as pneumatosis cystoids intestinalis: A case report and literature review. Medicine (Baltimore). 2017, 96(51):e9410

（三）鉴别诊断

1. 肠源性囊肿

该病往往发生在回肠远端，位于肠壁内，多见于儿童，且一般为单发肿物。

2. 小肠息肉和恶性肿瘤

鉴别主要依靠X线钡餐和小肠镜检查。X线钡餐检查时，息肉或肿瘤引起的充盈缺损不因钡剂充盈量的多少而发生大小和形态的改变，且其密度较肠气囊肿症所致充盈缺损改变更大。小肠镜下可用镜身或活检钳触压肿物，气囊肿可改变其形状，而息肉或肿瘤仅可能下陷，不能改变形状，通过小肠镜取活组织检查可确诊。

3. 肠淋巴管瘤

手术探查和小肠镜下所见外观相似，但肠淋巴管瘤的囊内不含气体。

（四）治　疗

如无明显症状，可进行临床观察，无需特殊治疗，有时囊肿可自行消失。如有明显的腹部不适、腹胀、腹泻等临床症状时，可进行吸氧或高压氧治疗，出现严重并发症时针对原发病灶及病变肠管行手术治疗。

五、小肠淋巴管扩张症

（一）概　述

小肠淋巴管扩张症是一种肠道淋巴管病变导致的罕见的蛋白丢失性肠病。由于肠道淋巴回流受阻和淋巴管内压力升高，引起淋巴液从小肠黏膜或淋巴管渗漏，造成大量蛋白、脂肪及淋巴细胞丢失，可引起低蛋白血症、血清内淋巴细胞减少及免疫球蛋白降低，常见临床表现为低蛋白血症、乳糜泻、双下肢淋巴水肿及腹水。小肠淋巴管扩张症分为原发性和继发性，原发性病因不明，多认为是先天性淋巴管发育不良所致，常见于儿童和青少年；继发性主要见于各种可致淋巴管堵塞的疾病，譬如各种肿瘤、肝硬化门静脉高压、感染等可造成淋巴回流受阻的疾病。

小肠淋巴管造影及内镜检查是诊断本病的主要检查手段。淋巴管造影可见腹部淋巴管系统及胸导管扩张，呈蛇形，并可见造影剂向肠管内漏出。部分患者CT表现为弥漫性肠系膜水肿，增厚，典型者可出现小肠壁"晕轮征"。而胶囊内镜或小肠镜下表现结合病理活检方可明确诊断。组织病理学可见光镜下绒毛末端膨大成杵状，有的顶端破裂，黏膜固有层、黏膜下层及浆膜层可见淋巴管显著扩张，管腔内充满富含蛋白色液体及淋巴细胞。苏丹Ⅲ染色绒毛末端脂肪漏出处呈阳性反应。

（二）镜下特点

1. 小肠镜下表现

主要表现为病变肠黏膜水肿、肥厚，可发现小肠绒毛中央乳糜管明显扩张，导致黏膜呈弥漫性白色雪花样斑片改变（图3.108），或可见小肠黏膜多发黄白色结节或白色结节样改变（图3.109），甚至出现肠腔狭窄。

2. 胶囊内镜下表现

主要表现为白色针尖样、斑点状、斑片状或弥漫白色斑点状改变，以十二指肠及空肠受累常见（图3.110）。

（三）鉴别诊断

1. 吸收不良

吸收不良包括短肠综合征、肠吸收不良，患者粪便中含有未消化的食物，血常规未见淋巴细胞明显减少。

2. 肠道慢性消耗性疾病

肠道慢性消耗性疾病，如克罗恩病、肠结核等，患者粪便内含有红细胞、白细胞，结肠内镜

显示黏膜糜烂、肉芽肿、炎细胞浸润等改变，血常规未见淋巴细胞明显减少。

3. 嗜酸性粒细胞性胃肠炎

外周血和骨髓中嗜酸性粒细胞增多，胃肠黏膜组织中可见嗜酸性粒细胞浸润。

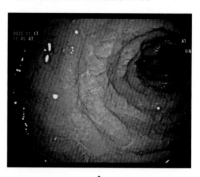

A

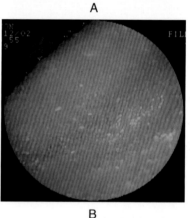

B

图3.108　小肠镜下表现：黏膜白色雪花样改变

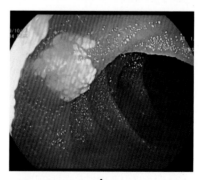

A

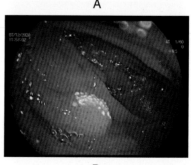

B

图3.109　小肠镜下表现：黏膜白色小结节样改变

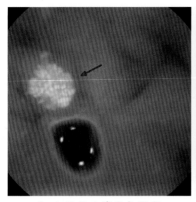 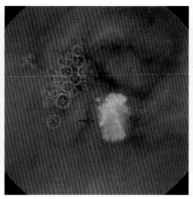 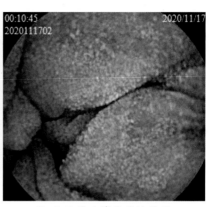

A. 小肠淋巴管局部扩张　　　　　　B. 小肠淋巴管局部扩张　　　　　　C. 小肠淋巴管弥漫性扩张

图 3.110　胶囊内镜下小肠淋巴管扩张症

4. 过敏性紫癜

过敏性紫癜患者以腹痛为主要表现，还可出现紫癜、皮疹、关节炎、血便、肾功能损害。

5.Whipple 病

Whipple 病常伴有反复发作的游走性多关节炎，全身淋巴结肿大，血便，贫血、白细胞及血小板计数升高，活检组织可见黏膜固有层有 PAS（高碘酸希夫染色）阳性的泡沫状巨噬细胞浸润及淋巴管扩张。

（四）治　疗

此病无特效治疗，以非手术治疗为主，有学者认为，儿童的饮食干预比成人更重要。

1. 饮食治疗

目前多主张低脂（每日限脂至 5g 以下）、高蛋白、补充中链脂肪酸的饮食治疗，中链三酰甘油饮食可作为此病的基础治疗。中链三酰甘油通过门静脉吸收，避免了长链脂肪酸吸收后淋巴管内压力升高所致淋巴管破裂，减少蛋白和 T 淋巴细胞的漏出，如有效应长期应用。中链三酰甘油治疗无反应者需行肠内营养（要素膳、半要素膳或多聚剂），重症者可行全静脉营养治疗。

2. 药物治疗

水肿明显者适当用利尿剂及静脉输注人血清白蛋白，需手术治疗及有创检查者也可静脉输注人血清白蛋白，有消化道症状者可给予改善消化功能的药物对症治疗。可应用奥曲肽抑制胃肠蠕动，减少肠道血流、肠道淋巴液分泌及流量，并抑制脂肪酸的吸收，从而起治疗作用。虽然患者免疫力低下，但机会感染发生率较低，无需预防性应用抗生素。

3. 基础疾病治疗

部分患者因基础疾病，如缩窄性心包炎、腔静脉血栓形成、巴德 – 基亚里综合征等，继发性引起小肠淋巴管扩张症，通过处理原发病可使小肠淋巴管扩张得到完全缓解。永久性阻塞的淋巴管通过治疗基础疾病不能缓解小肠淋巴管扩张症引起的症状。

4. 手术治疗

主要有病变肠段切除术、淋巴管静脉吻合术和胸膜部分切除术。确定肠段切除范围是肠段切除术的关键，因为病变肠段切除术有增加短肠综合征的危险。反复发作或大量的胸腔积液可能需行单侧或双侧胸膜部分切除术。对于扩张的淋巴管，在明确阻塞发生位置后可通过显微外科技术进行淋巴管 – 静脉吻合分流。

六、小肠寄生虫病

（一）概　述

寄生虫在人体小肠寄生而引起的疾病称为肠道寄生虫病。常见的有原虫类和蠕虫类（包括蛔虫、钩虫、蛲虫、绦虫、鞭虫、阿米巴、贾第虫、滴虫等）。肠道寄生虫的种类多，在人体内寄生过程复杂，引起的病变并不限于肠道，临床症状和体征依据感染寄生虫的种类和部位以及人体宿主的免疫状况而不相同。

（二）镜下特点

1. 小肠镜下表现

可见寄生虫，部分患者还可见黏膜损伤，渗

血。所见蛔虫长 15~35cm，长圆柱形，似蚯蚓，呈粉红色或微黄色，头尾略细，体表有细小横纹（图 3.111A）。

2.胶囊内镜下表现

小肠内可见活体蛔虫、钩虫、钩口线虫、美洲板口线虫、鞭虫、蛲虫等，虫体寄生于小肠，蛔虫多呈白色蚯蚓状，局部黏膜可见少许充血，发红或糜烂（3.111B）。钩虫长约 1cm，呈血红色（吸血后）或半透明状（未吸血），十二指肠钩口线虫常呈 C 形，美洲板口线虫常呈 S 形，常寄生在十二指肠（图 3.112）；鞭虫为白色，用活检钳夹起后可见虫体总长为 3~5cm，分为较粗且常卷曲的末端和较细的前端，整个虫体形似马鞭，常寄生在回盲部；内镜下的蛲虫多为雌虫，呈乳白色，长 0.8~1.3cm，虫体中部膨大，两端较尖细，常寄生在回盲部。

（三）鉴别诊断

镜下见到虫体即诊断明确，无需鉴别。

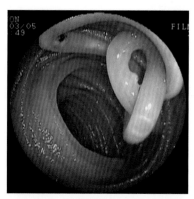

A.小肠镜下的蛔虫

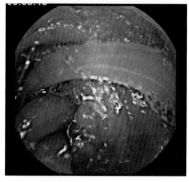

B.胶囊内镜下的蛔虫

图 3.111　小肠中的蛔虫。图 B 引自 Shuichiro Umetsu, Tsuyoshi Sogo, Kentaro Iwasawa, et al. Intestinal ascariasis at pediatric emergency room in a developed country, World J Gastroenterol, 2014, 20(38): 14058−14062

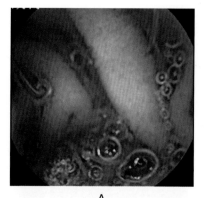

A

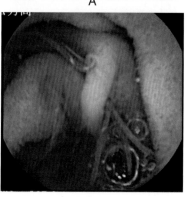

B

图 3.112　胶囊内镜下的钩虫

（四）治　疗

在内镜检查时可用活检钳钳出寄生虫，或者建议在正规医院查清病源，根据病源选用相对应的驱虫药治疗。需注意孕妇不宜服用驱虫药，幼童需根据医生的建议进行治疗。

七、小肠功能障碍

（一）概　述

小肠功能障碍主要包括运动功能障碍和吸收功能障碍。

1.小肠运动功能障碍

小肠运动功能障碍由多种因素引发，如创伤、手术、麻醉、感染、电解质紊乱、肠道菌群失调、神经与激素调控异常、药物以及肝病、颅内压升高，血管压迫（肠系膜上动脉压迫十二指肠）等，导致小肠运动出现异常增强或者减弱，临床表现为腹胀、积气、张力减弱、腹泻、肠鸣音异常以及肛门停止排气排便等症状。其特征性标志为肠鸣音减弱或者消失。

2. 小肠吸收功能障碍

小肠吸收功能障碍系各种原因引起的小肠消化、吸收功能减损，以致营养物质不能正常吸收，而从粪便中排泄，主要临床表现为腹泻、营养不良、体重减轻，严重者会出现恶病质。其检查主要为粪便检测，包括粪便常规、粪培养、脂肪含量、α-1抗胰蛋白酶、弹性蛋白酶等，可评估有无脂肪、蛋白吸收不良，并可排除感染性疾病。腹部超声和小肠 CT 检查有利于观察肠道形态。小肠镜和胶囊内镜可观察小肠黏膜及肠绒毛情况，评估有无克罗恩病、乳糜泻、小肠淋巴管扩张症、双糖酶缺乏等疾病。乳糖不耐受和乳糜泻者还可行基因检测。

（二）镜下特点

1. 小肠镜下表现

小肠运动功能障碍：气囊小肠镜下不易看到肠管蠕动，当小肠有梗阻时可以看到肠液潴留。

小肠吸收功能障碍：小肠镜下可见不同程度的绒毛萎缩、融合、变短，呈现低矮、扁平、颗粒样结构等形态改变（图 3.113）。如因不同疾病引起吸收功能障碍，还可有特征性表现，例如，克罗恩病可有典型的黏膜鹅卵石样外观（图 3.114）；隐源性多灶性溃疡性狭窄性小肠炎表现为小肠浅溃疡形成，有多发、短节段、规则性狭窄（图 3.115），主要累及空肠及近端回肠；乳糜泻可见皱褶减少及黏膜呈脑回样；小肠淋巴管扩张症表现为肠黏膜上覆盖散在白色斑点，呈雪花样外观，在内镜评估前摄入高脂饮食可使内镜下表现更加明显。

2. 胶囊内镜下表现

胶囊内镜在协助判断小肠运动功能障碍的同时，在排除小肠器质性病变方面优势明显。通过记录胶囊内镜通过小肠的时间，对比正常小肠蠕动时间，来判断小肠运动功能是否异常，这种检测方式便捷，可靠。吸收功能障碍时，胶囊内镜下表现因疾病不同略有不同，乳糜泻常表现为绒毛萎缩，扁平，扇贝样外观；小肠淋巴管扩张症主要表现为黏膜呈弥漫性白色斑点状改变，自身免疫性肠炎常表现为绒毛萎缩，短小（图 3.116）。

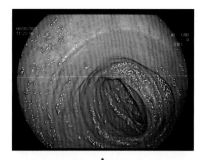

A

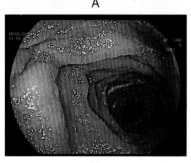

B

图 3.113　小肠绒毛萎缩

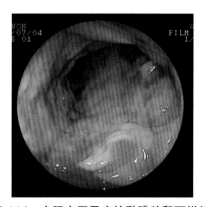

图 3.114　小肠克罗恩病的黏膜鹅卵石样外观

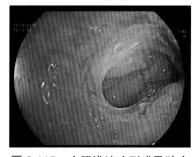

图 3.115　小肠浅溃疡形成及狭窄

（三）鉴别诊断

小肠运动功能障碍与结肠运动功能障碍，两者临床症状类似，都有腹胀、积气、张力减弱、腹泻、肠鸣音异常以及肛门停止排气排便等表现，不易鉴别，通过服用钡条，或者放射性核素标记

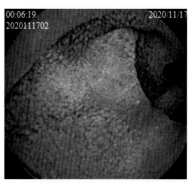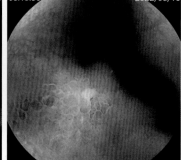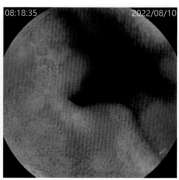

A. 小肠淋巴管扩张症　　　　B. 自身免疫性肠炎　　　　C. 自身免疫性肠炎

图 3.116　胶囊内镜下小肠吸收功能障碍的表现

食物有利于判断发生运动功能障碍的部位。

（四）治 疗

1. 小肠运动功能障碍

（1）饮食治疗

饮食应该定时定量，避免暴饮暴食，每日可定时定量进食，进食少有助于减轻肠道负担，可进食含纤维素多的食物，如青菜、麦片等。病情严重的患者最好食用营养丰富、又易于消化的松软食品，如面条、米粥、牛奶。

（2）药物治疗

可服用促进肠道动力的药物，如莫沙必利、普芦卡必利等；可服用肠道益生菌。

2. 小肠吸收功能障碍

（1）饮食治疗

成人发生乳糜泻可服用去麦胶食物治疗，如果平均每天摄入 300g 以内的主食，麦胶含量不应超过 100mg/kg 主食。去麦胶饮食也适用于治疗小儿乳糜泻的腹泻或脂肪泻发生期，此外，进食脂肪量应 < 40g/d。

（2）营养支持治疗

补充必需氨基酸、脂肪酸、各种维生素、微量元素，注意维持水电解质平衡，能耐受者尽量使用肠内营养，若病情严重或不耐受者，可暂予肠外营养并尽快过渡。

（3）病因治疗

治疗克罗恩病、肠结核等破坏黏膜的疾病；小肠细菌过度生长时给予抗生素治疗；嗜酸性肠炎和重症成人乳糜泻可应用糖皮质激素，胃泌素瘤予抑酸或手术治疗。胰腺外分泌功能不全者可

补充胰酶制剂，腹泻严重者可酌情使用蒙脱石等药物止泻。对于小肠淋巴管扩张症患者，除了常规的中链三酰甘油饮食，还可以使用奥曲肽降低淋巴管压力、减少淋巴液分泌，使用抗纤溶酶改善淋巴管通透性、减少淋巴液外渗。

八、其 他

（一）子宫内膜异位

子宫内膜异位症在临床上较常见，是指子宫内膜游离在子宫腔以外的症状，子宫内膜异位症可累及肠道、直肠子宫陷凹及宫骶韧带。消化道子宫内膜异位症：只有肠道症状或只有盆腔内有异位症状，或两者同时出现。肠道表现多为腹部可触及包块；直肠和乙状结肠内膜内异症患者可出现排便困难、腹泻、便秘、排便痛和血便；小肠的子宫内膜异位病灶常位于回肠末端，约75%的患者常发生中腹部痉挛性疼痛；阑尾内异位患者常无症状，也可因疼痛行阑尾切除术。严重的肠道内异位症可因直肠或乙状结肠受压而出现肠梗阻症状。

1. 小肠镜下表现

子宫内膜异位病灶多见于直肠、乙状结肠和回肠末端，位于小肠者少见。笔者曾接诊过直肠、乙状结肠的子宫内膜异位患者（图 3.117~ 图 3.118），但未见过小肠子宫内膜异位患者。镜下的病变表现为肠壁局部结节性增厚、肿块、溃疡等。该病需要与肿瘤等鉴别。

2. 胶囊内镜下表现

胶囊内镜在小肠子宫内膜异位症诊断上缺乏

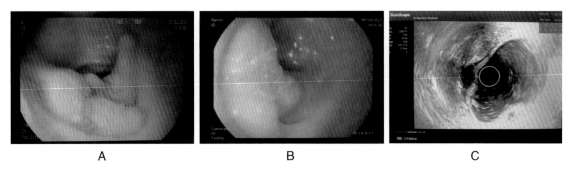

图 3.117　1 例直肠子宫内膜异位的镜下表现。A~B. 直肠有不规则肿块，其上有溃疡。C. 超声内镜示固有肌层均匀低回声呈牛角征，无血流

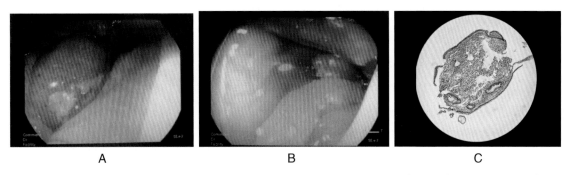

图 3.118　1 例乙状结肠子宫内膜异位的镜下表现。A~B. 乙状结肠隆起性病变表面伴糜烂，其口侧肠管狭窄内镜不能通过。C. 病理证实

特异性，未突破黏膜层的子宫内膜异位症可表现为肠腔狭窄或不规则黏膜下肿瘤样占位，如已突破黏膜层，可见到不规则紫红色或巧克力色肿物，易与小肠恶性肿瘤混淆，确诊通常需要待腹腔镜手术后通过大体标本活检取材证实。目前未搜集到小肠子宫内膜异位症胶囊内镜下图片。

（二）小肠黄色瘤

黄色瘤在食管、胃、小肠、结肠均有发生，是发生在胃肠道黏膜的脂质沉积性疾病，因其色黄白而得名，病因不确切，从组织病理学来看，由充满脂质的泡沫细胞聚积而成。

1. 小肠镜下表现

与胃黄色瘤相似，均表现为黏膜轻微隆起，表面呈黄色，边界清晰，形态规则（图 3.119）。该病的自然病程和治疗原则尚不明确，有研究认为它可在没有任何干预的情况下自行消失，且多数研究认为黄色瘤无需治疗，但需要进行内镜随访检查。

2. 胶囊内镜下表现

可见灰白色或灰黄色稍隆起或小结节，表面呈颗粒样（图 3.120）。

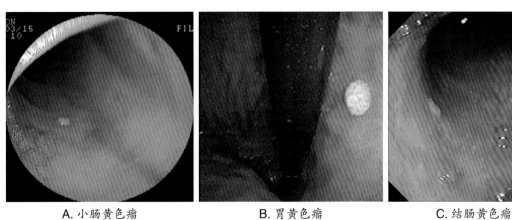

A. 小肠黄色瘤　　　　　B. 胃黄色瘤　　　　　C. 结肠黄色瘤

图 3.119　消化道黄色瘤的小肠镜下表现

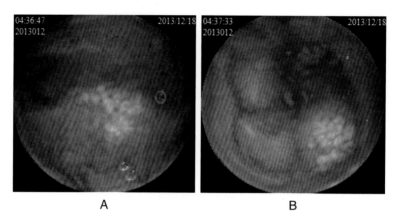

图 3.120　小肠黄色瘤的胶囊内镜下表现

（三）回肠末端淋巴滤泡增生症

淋巴是机体免疫系统，在多种情况，如自身免疫异常、肠道炎症等可出现回肠末端淋巴滤泡增生症，其与慢性末端回肠炎的关系仍不十分清楚。部分青少年无明显诱因也可出现回肠末端淋巴滤泡增生，可能无临床意义，有时由于进食辛辣刺激性食物导致局部有慢性炎症之后会出现淋巴滤泡增生。回肠的急、慢性炎症，都会导致局部淋巴滤泡增生，常伴有腹痛、腹胀等症状。当成年患者出现右下腹痛、腹泻等消化道症状时，合并出现淋巴滤泡增生，可提示为回肠末端的炎症，考虑为慢性肠炎引起的淋巴滤泡样增生。内镜检查是诊断该病的主要检查手段，通过结肠镜进镜至回肠末端，可见直径为 0.1~0.2cm 多发结节样小隆起，表面光滑，部分密集分布呈铺路石样。胶囊内镜检查其他小肠疾病也能发现此症。病理组织检查仅提示淋巴细胞增多等慢性炎性表现。青少年出现回肠末端淋巴滤泡增生症，可考虑调节饮食或继续观察。当成年患者出现腹痛等不适时，一般予以抗生素类药物治疗。

1. 小肠镜下表现

可见回肠末端大小均一的颗粒样增生，表面光滑，形态规则，可伴有轻度充血或无充血（图3.121）。

2. 胶囊内镜下表现

多于回肠下段至末端出现多发小结节样隆起，在回肠下段常呈孤立的小结节，散在分布，回肠末端呈密集分布（图3.122）。

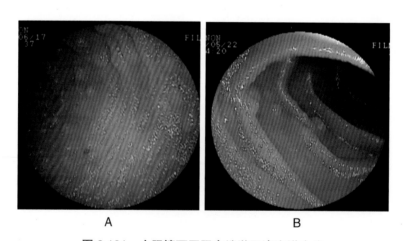

图 3.121　小肠镜下回肠末端淋巴滤泡增生症

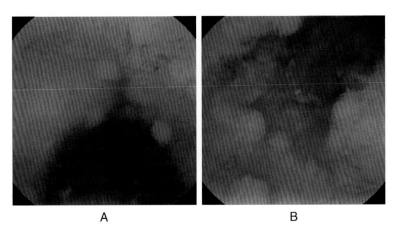

图 3.122　胶囊内镜下回肠末端淋巴滤泡增生症

（王燕　姜炅　张欣）

第四节　小肠出血

一、概　述

小肠出血并不常见，约占消化道出血患者的 5%~10%，既往也被归入不明原因消化道出血（OGIB）。2015 年，美国胃肠病学会提出以小肠出血替代 OGIB，定义为十二指肠悬韧带起始部至回盲瓣之间的空肠和回肠出血。小肠出血包括显性出血和隐性出血，显性出血表现为黑便及便血，隐性出血表现为反复发作的缺铁性贫血，伴或不伴粪常规隐血试验阳性。随着胶囊内镜、气囊小肠镜、CT 小肠成像（CTE）、MR 小肠成像（MRE）技术及血管造影技术在国内医院的逐渐普及，多数小肠出血得以明确诊断。

二、镜下特点

1. 小肠镜下表现

小肠镜对显性小肠出血诊断的阳性率高于隐性出血，可在直视下行小肠活组织检查，还可以同时开展内镜下治疗。

一般认为，小肠出血的常见病因包含以下几方面。

（1）血管性疾病

血管性疾病是小肠出血性疾病最常见的类型，占 70%~80%，包括小动脉、毛细血管及小静脉的出血。根据内镜下血管有无搏动可将小肠出血分为以下几型：

1a 型：点状发红，可伴有出血，但内镜下多观察不到出血及渗血，有无临床意义目前尚在争议，但找不到其他出血原因且伴有缺铁性贫血的患者，可考虑此病灶为出血原因，但出血量大时一般不考虑此型（图 3.123）。

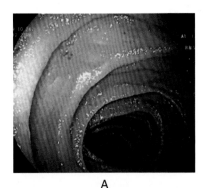

A

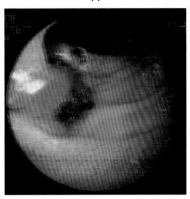

B

图 3.123　气囊辅助式内镜下 Ia 型小肠出血

1b 型：片状发红或红斑，可伴有出血，内镜检查时多无出血或渗血，多在胶囊内镜或小肠镜检查时偶尔发现（图 3.124）。

2a 型：点状病变，有搏动性出血，一般病变直径不足 1mm，内镜检查时几乎不可能见到出血，出血常已自然停止，需多次检查方有可能发现（图 3.125）。

2b 型：搏动性红色隆起，伴搏动性出血，周围血管不扩张。常为淡红色较小病变，自然止血后很难发现（图 3.126）。

3 型：搏动性隆起，伴周围血管扩张（图 3.127）。

4 型：无法归入以上类型者（图 3.128）。

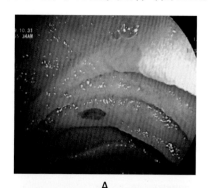

A

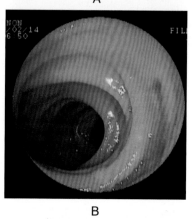

B

图 3.124　气囊辅助式内镜下 lb 型小肠出血

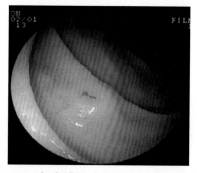

图 3.125　气囊辅助式内镜下 2a 型小肠出血

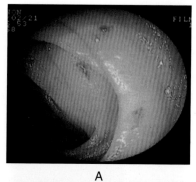

A

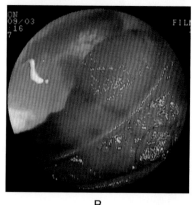

B

图 3.126　气囊辅助式内镜下 2b 型小肠出血

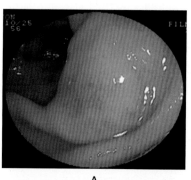

A

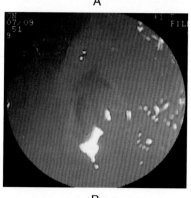

B

图 3.127　气囊辅助式内镜下 3 型小肠出血

（2）小肠肿瘤

小肠肿瘤居小肠出血常见病因的第2位，占小肠出血病因的5%~10%，约1/4到半数的小肠肿瘤患者是以小肠出血为首发且唯一症状就诊的。常见的肿瘤类型有平滑肌瘤、平滑肌肉瘤、类癌、腺癌、淋巴瘤、息肉等（图3.129）。

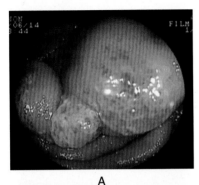

A

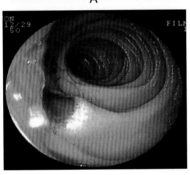

B

图3.128　气囊辅助式内镜下4型血管及血管畸形

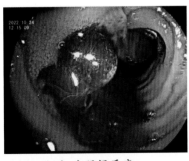

A. 小肠间质瘤

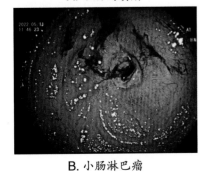

B. 小肠淋巴瘤

图3.129　气囊辅助式内镜下表现

（3）炎症性肠病

在炎症性肠病中，克罗恩病最为常见（图3.130）。

（4）麦克尔憩室

约2/3的30岁以下的男性小肠出血由本病导致，小肠镜下病变多位于距回盲瓣60~100cm的范围，个别可距回盲瓣150cm以上。可见憩室与肠腔呈双腔样结构（图3.131A），有时可见憩室内翻（图3.131B），憩室深度各异，憩室内可见糜烂、溃疡及肿物。出血多由于憩室内溃疡或憩室壁内异位的胃黏膜、胰腺组织所致。

（5）感染性疾病

感染性疾病，如小肠结核、寄生虫感染、真菌感染等（图3.132）。

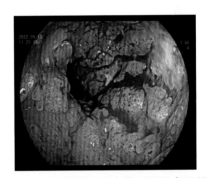

图3.130　气囊辅助式内镜下所见克罗恩病

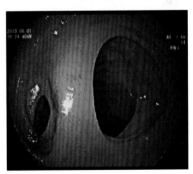

A. 麦克尔憩室

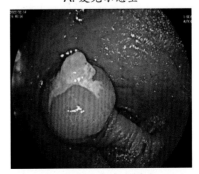

B. 内翻的麦克尔憩室

图3.131　气囊辅助式内镜下表现

（6）血管炎

累及消化道的系统性血管炎很少见，其中，远端小肠出血最为常见（图3.133）。

（7）全身性疾病

如血液系统疾病、移植物抗宿主病患者都有可能会引起小肠黏膜弥漫性损伤。

（8）其他

如NSAID相关小肠炎（图3.134A）、放射性小肠炎（图3.134B）、小肠静脉扩张（图3.134C）、急性坏死性小肠炎、腹型紫癜、肠系膜上动脉栓塞等。

2. 胶囊内镜下表现

胶囊内镜是目前诊断小肠出血性疾病的一线

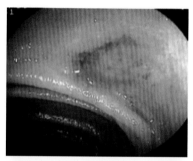

A. 小肠结核

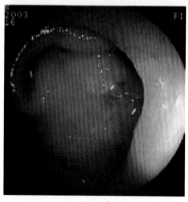

B. 钩虫感染

图3.132　气囊辅助式内镜下表现

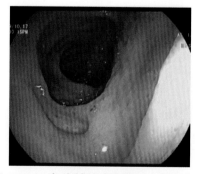

图3.133　气囊辅助式内镜下血管炎表现

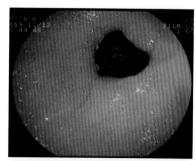

A.NSAID 相关小肠炎

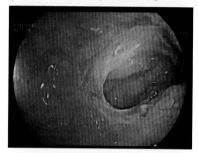

B. 放射性小肠炎

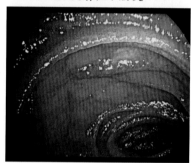

C. 小肠静脉扩张

图3.134　气囊辅助式内镜下所见其他原因的小肠出血

检查手段，阳性率为38%~83%，有报道称重复检查可一定程度提高诊断率。其中显性、持续性出血的诊断率高于隐性和间歇性出血。胶囊内镜具有不可操控性且受肠腔内清洁度的影响较大，故急性出血时常因视野不佳而不能明确诊断，但对于判断出血部位仍然具有一定的价值（图3.135）。出血停止2周内择期行胶囊内镜检查是公认的最佳时机。但血管发育不良性出血常因出血停止，病变血管回缩，即便肠腔内清洁度良好仍然不易识别。

三、内镜下治疗

小肠出血的基本处理原则为快速评估，稳定血流动力学，定位及定性诊断，并根据检查结果按需治疗。治疗方法包括支持疗法、药物治疗、内镜下治疗、血管栓塞治疗及外科治疗等。

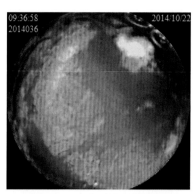

A. 小肠溃疡引起的出血

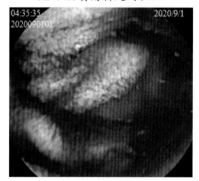

B. 小肠出血未确定病因

图 3.135　胶囊内镜下小肠出血

1. 小肠镜检查及治疗原则

对反复发作的小肠出血患者，具体的内镜下治疗应根据患者临床病程及治疗应答情况综合决定。一般认为，如果患者出现持续性出血及进行性贫血加重，需采取进一步检查措施，包括重复上下消化道胃肠镜检查、胶囊内镜和（或）小肠镜检查、CT、MRI、血管造影等以明确小肠出血部位及性质。对于反复发作的小肠出血且发现活动性出血病灶时，建议采用小肠镜检查，并同时开展镜下治疗。采取何种内镜下治疗措施，应根据患者临床病程及治疗应答情况综合决定。另外推荐需手术干预的出血患者，手术过程中应行术中小肠镜检查，以利于定位出血部位，必要时可直接行内镜下止血治疗。

2. 小肠镜治疗的主要方法

小肠镜的出现使小肠出血的治疗变得更为准确、有效，在发现出血病灶时可在直视下行止血治疗。治疗方法可结合当地医疗条件和医师对技术的熟悉程度来选择。在内镜下止血治疗之后，小肠出血仍有一定的再发率，尤其是血管扩张性病变的再发生率会更高。

（1）热凝固治疗

对于血管畸形病变的出血，氩等离子体凝固术是目前常用的方法，非接触热凝固治疗使用简便、安全且治疗效果更好。对于Ⅰa和Ⅰb型血管性病变可采用此法，因小肠壁薄，建议注水垫，避免烧灼穿孔。对于一些息肉切除术后或内镜下黏膜剥离术后出血的患者，由于出血部位有溃疡形成，金属夹难以释放或止血无效时，也可使用热凝固治疗止血（图 3.136）。

（2）金属夹止血

小肠溃疡表面裸露血管所致的活动性出血、黏膜下恒径动脉破裂出血（Dieulafoy溃疡）及一些血管畸形所致出血使用内镜下金属夹（钛夹）止血效果较好。息肉切除术后出血也可使用金属夹止血（图 3.137）。

（3）黏膜下注射

对于较为局限的小出血病灶，尤其是血管性病变，可插入注射针行局部黏膜下注射治疗。1∶10 000 肾上腺素是黏膜下注射最常用的药物。作用机制包括直接作用于血管引起血管收缩，以及局部组织扩张引起的压迫作用。也可采用注射硬化剂，硬化剂进入出血病灶后，一方面引起局部组织水肿，使出血病灶的血管压力升高，压迫

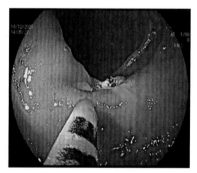

图 3.136　小肠出血热凝固治疗

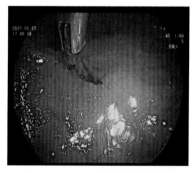

图 3.137　小肠出血金属夹止血治疗

周围血管使血管收缩，另一方面可促进破损血管内血栓形成，迅速增强血管及其周围组织纤维化，使血管在短时间内闭塞从而止血（图3.138）。但需注意，黏膜下注射治疗应与其他方法联合使用，否则止血成功率低且再出血风险大。

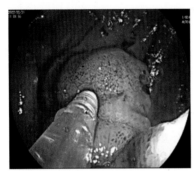

图3.138　小肠血管瘤黏膜下注射硬化剂

（4）联合方法

多项研究都证实，对于一些高危出血患者，两种或多种内镜下止血方法联合使用，能够降低再出血的发生率，降低手术及死亡的风险。

（5）术中小肠镜检查

手术探查难以发现小肠腔内微小的病灶，尤其是血管性病变，术后可能会发生再出血。术中小肠镜检查有助于明确病因，提高小肠出血的诊疗率。腹腔镜相比剖腹探查，是一种更为高效、安全的方法，若辅以术中小肠镜检查，可进一步提高小肠出血的诊断率，缩短手术时间，并减少小肠切除的长度。

（陈芬荣　姜灵）

第**4**章
小肠疾病的内镜下治疗

第一节　小肠出血的内镜下治疗

一、概　述

小肠源性出血患者约占整个消化道出血的5%~10%，常有复发倾向，需要反复住院和输血治疗，消耗大量医疗资源。小肠出血的病因在东方国家以炎症性疾病多见，而西方国家以血管性病变多见。年轻患者易罹患溃疡或出现糜烂性病灶，也包括小肠肿瘤和迈克尔憩室。年长患者则更易罹患血管畸形，并有潜在的合并症。

双气囊小肠镜（DBE）是普及率最高的器械辅助式内镜，最常见的检查指征是显性小肠出血，诊断率可达65.2%。对于显性小肠出血患者，诊治成功的关键在于胃肠镜检查无阳性发现时应尽早实施DBE诊治，48~72h是紧急DBE检查及干预治疗的适宜时期。目前更倾向将器械辅助式小肠镜作为治疗手段，尤其在胶囊内镜检查发现血管扩张性疾病后进行镜下治疗时。

小肠出血的内镜下处理措施实际并无统一性标准，应根据当地医疗条件、患者病因和治疗应答情况综合决定，镜下治疗和药物治疗究竟哪个获益更大的困境仍未解决，药物可作为内镜治疗的有力补充。目前采用的镜下治疗包括APC、止血夹和肾上腺素注射等措施。内镜下发现活动性出血（喷射性出血或渗血）、血管显露或附着血凝块的患者，应在保证安全的前提下给予内镜下治疗，可行肾上腺素黏膜下注射初步控制活动性出血以改善镜下视野，但必须联合其他止血方式，如机械治疗或热凝固治疗，以达到确切的止血。血管性病灶，如血管发育不良及黏膜下恒径动脉破裂出血（迪氏病，Dieulafoy disease），通常与慢性肝病等合并症相关，发生异时性出血的风险较高，即使在内镜治疗后也容易复发，甚至部分

病例呈多发病灶分布，无法行内镜下干预治疗，但此类病灶也具有自发停止出血的倾向，同时合理处理合并症可有效阻止再出血的发生。

二、小肠出血性病灶的内镜下治疗

1. 小肠血管性病灶

（1）小肠血管扩张

小肠血管扩张表现为迂曲、管壁较薄的异常扩张血管，可累及细小毛细血管、动脉和静脉。病灶位于黏膜或黏膜下，覆以内皮细胞，有或缺乏平滑肌基层。根据Yano-Yamamoto分型可将小肠血管病变分为种类型（1a和1b型、2a和2b型、3型和4型）（图4.1），其中1a型为小斑点状伴或不伴渗血的红斑（小于1mm）；1b为伴或不伴渗血的片状红斑（数毫米）；2a型为搏动式出血的小斑点状病灶；2b为无周围静脉扩张的红色搏动性隆起病灶；3型为有周围静脉扩张的红色搏动性隆起病灶；4型则为不能归类为上述分型的其他病灶。

小肠血管扩张是40岁以上患者最常见的小肠出血原因。小肠血管扩张常位于近端小肠，且

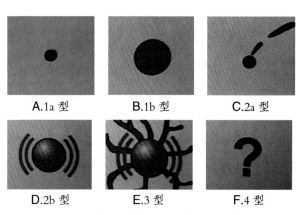

| A.1a 型 | B.1b 型 | C.2a 型 |
| D.2b 型 | E.3 型 | F.4 型 |

图 4.1　小肠血管病变形态分型示意图

60%呈多发性病灶改变。此类患者常有数种合并症且抗凝药物使用率更高。缺血性心血管疾病、高血压、肝硬化、慢性肾脏或肺疾病，以及既往静脉血栓栓塞，都已证实为小肠血管扩张的独立风险因子。

对于反复出血、补充铁剂无效的小肠血管扩张患者，具有合适的适应证时应考虑行内镜下干预治疗。氩等离子体凝固术（APC）是治疗小肠血管扩张最常用的技术（图4.2），用于凝固毛细血管或静脉起源的1a型（图4.3A~B）和1b型（图4.3C）的血管扩张病灶，常用软凝固法。但内镜下治疗小肠血管扩张的再出血率仍可高达45%，与未接受内镜治疗患者的再出血率（有报道达49.2%）相当。

其他不常用于小肠血管扩张的治疗措施包括止血夹（图4.4）和硬化剂注射（如聚卡多醇等）（图4.5），2a和2b型病灶考虑为动脉起源的，迪氏病灶，适合用止血夹治疗。3型病灶为动静脉畸形，

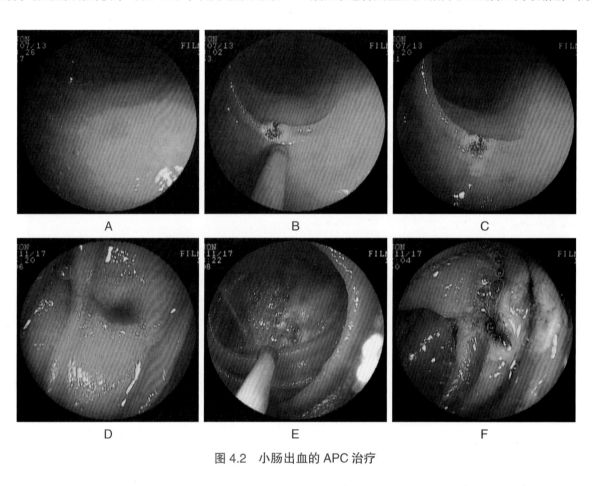

A   B   C

D   E   F

图4.2　小肠出血的 APC 治疗

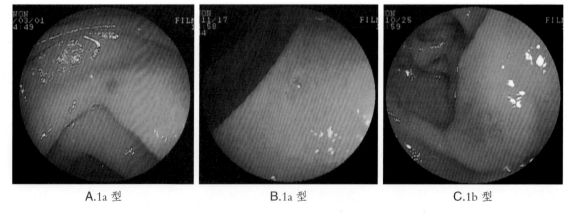

A.1a 型   B.1a 型   C.1b 型

图4.3　小肠血管扩张的表现

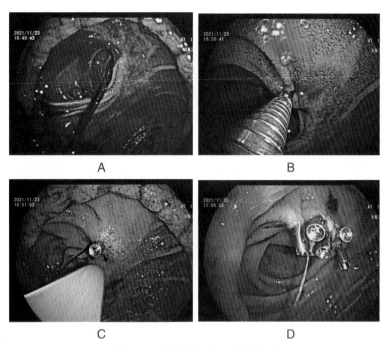

图 4.4　小肠出血的止血夹治疗

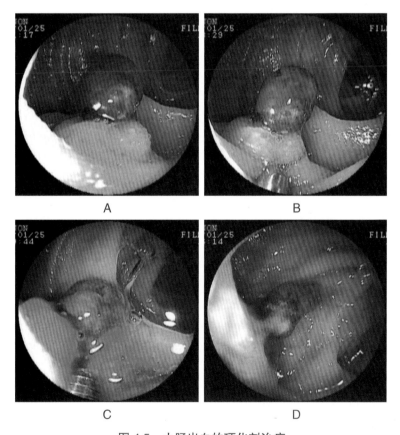

图 4.5　小肠出血的硬化剂治疗

可尝试 APC（或聚卡多醇注射）与止血夹联用的止血措施，似乎疗效更佳（图 4.6），联合治疗措施还可用于更大的血管扩张，但对于出现渗血状态且血管扩张较严重的患者，APC 疗效较差，且再出血可能性较高，这时应使用止血夹联合注射聚卡多醇的方法尝试止血。

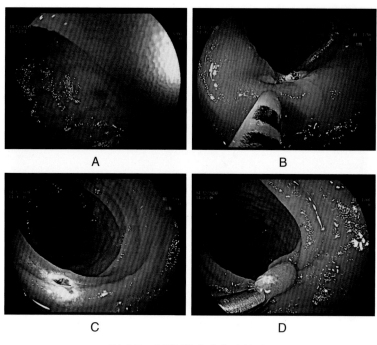

图 4.6　APC 联合止血夹治疗

对于 APC 治疗后仍有反复出血的患者，可考虑除内镜治疗外的药物措施，如生长抑素类似物奥曲肽或兰瑞肽，能有效终止小肠血管扩张患者的出血发作，长效奥曲肽或兰瑞肽也有类似的作用效应。类固醇激素因无确切止血疗效，临床已停止使用。沙利度胺可用于常规治疗无效的患者，由于贝伐单抗具有拮抗血管内皮生长的效能，近期还有将其用于顽固性小肠血管扩张出血患者的报道。

（2）小肠迪氏病

迪氏病在小肠较为罕见，符合 Yano-Yamamoto 分型的 2 型病灶，呈黏膜下扩张小动脉表现，常伴有显性小肠出血。其原因不明，可能与先天性因素有关。小肠出血患者中 2.6%~3.5% 由迪氏病引起，患者平均年龄为 69.7~71.5 岁。治疗方法包括高频电凝、APC（图 4.7）、止血夹和肾上腺素注射，或这些方法联用。20%~30% 的患者会发生再出血，并需要重复治疗措施。对血管较小、不适合造影时栓塞治疗的患者适宜器械辅助式内镜的镜下治疗。如果内镜或介入治疗无效者，可考虑手术治疗。

（3）小肠血管瘤

良性小肠肿瘤中，小肠血管瘤占比约为 10%，通常表现为散发病灶，在蓝色橡皮疱痣综合征（又称 Bean 综合征）中合并存在。临床表现为缺铁性贫血、腹痛及肠套叠（分别占 41%、31% 和 13%）。镜下表现为结节状或息肉状改变的多发性海绵状血管瘤，活检钳压之有弹性，质软，发现病灶行活检时，会有出血的风险。器械辅助式内镜下的 EUS 有助于明确病变特征并辅助诊断。对于血管瘤的镜下治疗包括 APC 及黏膜切除，个案报道显示顺行 DBE 可在黏膜下注射盐水或丙三醇后行圈套切除法予以治疗。因小肠壁较薄，联用聚卡多醇注射可减少切除的风险，这种方法也同样适用于蓝色橡皮疱痣综合征的治疗（图 4.8），有效率可达 90%，且无不良事件发生。但镜下治疗可能会误判病灶的深度，深血管瘤需手术切除，因此器械辅助式内镜适用于标记病灶以指导外科手术时的定位，术中内镜也可协助确定肿瘤位置便于手术切除。

（4）小肠静脉曲张

门静脉高压患者中有 6.2%~8.1% 会发生小肠静脉曲张。异位静脉出血在肝硬化和肝外门静脉高压中的发生率分别为 2%~5% 和 20%~30%，十二指肠上部为好发部位，其次为十二指肠降部。十二指肠静脉曲张破裂常表现为大量消化道出血，死亡率可高达 40%。紧急情况下，十二指肠静脉曲张出血可通过套扎、硬化或夹子等镜下治疗措施来止血。据统计套扎方法的再出血率为

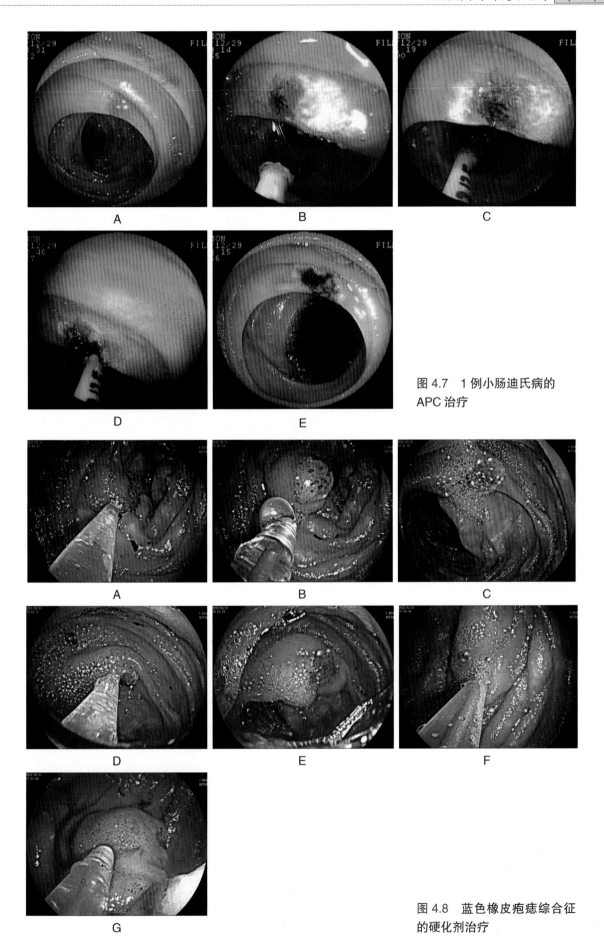

图 4.7 1 例小肠迪氏病的
APC 治疗

图 4.8 蓝色橡皮疱痣综合征
的硬化剂治疗

15.8%。且套扎方法不能用于较粗的曲张静脉，否则会造成套扎不充分以及套扎环脱落，形成更大的缺损，导致再出血。

硬化注射疗法用于治疗十二指肠静脉曲张时，硬化剂的种类和用量并不统一，包括乙醇胺、聚卡多醇、50%葡萄糖溶液混合3%十四烷基硫酸钠溶剂、凝血酶。另外，还有氰基丙烯酸正丁酯，其使用尚有增加趋势，但需注意远处脏器栓塞的副作用（图4.9）。

尽管在腔内可见异位曲张静脉，但一般位于黏膜下较深位置，因此，曲张静脉较难消除而易发生再次出血。要达到长期有效止血的目的，措施包括经皮介入栓塞和经颈静脉肝内门腔内支架分流（TIPS）手术。

2. 小肠憩室

小肠憩室较少见，多发生于老年患者，最常累及十二指肠，其次是空肠及回肠。憩室内肠内容物滞留引起的溃疡或炎症可损伤滋养动脉分支而导致出血。迈克尔憩室为先天性疾病，位于回肠距回盲瓣100cm范围内。此类憩室内常含有异位黏膜，如胃或胰腺黏膜组织，其分泌物可损伤邻近黏膜而导致出血。小肠憩室公认的治疗方法为外科切除，但对于内翻的迈克尔憩室，可通过DBE采用切除前圈套基底部和切除后金属夹封闭残面的方法予以全层切除（图4.10）。另外，在憩室边缘的溃疡注射肾上腺素或在憩室折叠处的迪氏病灶使用止血夹都是处理憩室出血有效的方法。对于憩室出血，推荐使用金属夹进行止血，较热凝固治疗更安全。

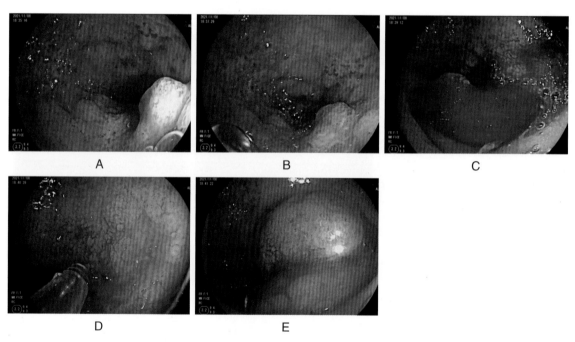

图 4.9　小肠静脉曲张出血的硬化剂治疗

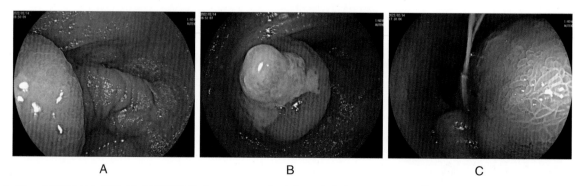

图 4.10　内翻迈克尔憩室的全层切除治疗。A~B. 尼龙圈套住基底部。C. 尼龙圈套扎内翻憩室的根部。D. 圈套器切除接近尼龙圈套扎处的头端翻出组织。E. 金属夹夹闭切除后残端。F. 从体内取出的切除后组织

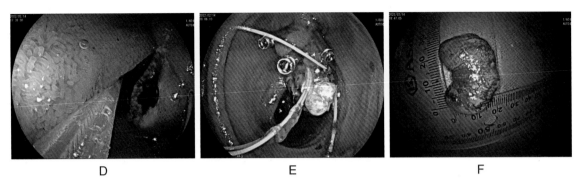

D　　　　　　　E　　　　　　　F

图 4.10（续）

（李路）

第二节　小肠息肉的内镜下切除

一、概　述

小肠息肉的概念还包括恶性肿瘤在内的肿块样病灶。由于胶囊内镜及 CT 成像技术的应用，既往因偶然因素，或晚期病例通过手术才可发现或明确的小肠肿瘤或息肉，如今可获得明确的诊断。散发的空肠及回肠息肉可在下述情况中被探及：显性或隐性出血、肠套叠或因其他原因行断层 CT 扫描时意外发现。小肠息肉的发病率表现在：①尸检检出率为 1.15%；②胶囊内镜检出不明原因消化道出血病因中，息肉或肿块占比为 2.4%；③成人肠套叠超过 50% 与息肉相关，且体积较大。大部分十二指肠息肉均在胃镜检查中偶然被发现（约占胃镜检查比例的 4.6%）（图 4.11）。小肠息肉处理的主要难点在于内镜下难以到达病灶位置，大多数良性息肉均具有可治性，应尽可能在内镜下完成（图 4.12）。

通过胶囊内镜或 CT 扫描发现小肠息肉后，决定行镜下治疗措施之前，应明确病灶的组织学性质，尤其要排除淋巴管扩张、脂肪瘤及回肠类癌肿瘤。内镜是否可达病灶处也是主要的决定因素，尽管有报告称全小肠检查完成率可达 92%，实际在日常的工作中，单侧进镜所及小肠深度与全小肠检查完成均有缺憾。器械辅助式内镜在可及病灶处，既要完成组织学评估，又要治疗良性病灶，而且即使息肉直径达到 5cm 仍可考虑镜下（分次）切除（图 4.13）。荟萃分析显示内镜下

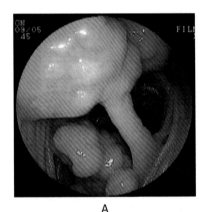

A

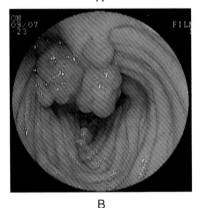

B

图 4.11　小肠息肉的镜下表现

治疗的并发症发生率很低，为 1.2%~4.3%，主要为穿孔和出血。

二、内镜下切除

小肠息肉最常见的气囊辅助式内镜治疗措施为息肉切除术和黏膜切除术。小肠息肉最常见并

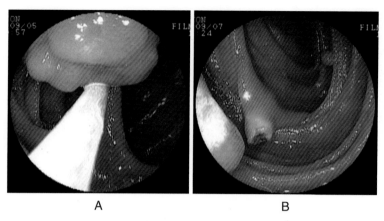

图 4.12　小肠有蒂息肉的圈套器切除

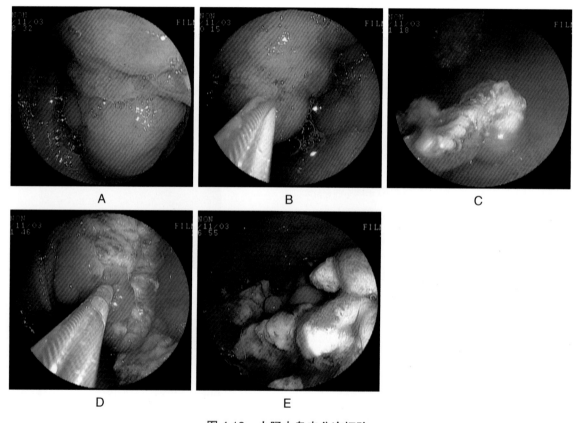

图 4.13　小肠大息肉分次切除

具代表性的疾病是遗传性疾病，如家族性腺瘤性息肉病（FAP），一般为扁平状腺瘤，大多数需行黏膜切除术。Peutz-Jeghers 综合征（P-J 综合征），行息肉切除术时息肉蒂部可注射或不注射。散发性良性息肉较少见，多为错构瘤，可行息肉切除术（图 4.14），罕见的幼年型及锯齿状腺瘤息肉以及位于小肠的炎性纤维性息肉，均可采用内镜下 APC 治疗或切除术（图 4.15~图 4.16）。

FAP 分布于小肠的息肉一般都是腺瘤，在绝大多数患者中终身均可存在，病灶主要分布在十二指肠及上段空肠，胃镜和经口小肠镜即可完成镜下治疗。推荐具有高级别上皮内瘤变或癌变风险的、大于 1cm 的腺瘤予以内镜下切除，大多采用黏膜下注射后再圈套切除（图 4.17）。

相比合并结直肠或子宫内膜癌，林奇综合征患者发生小肠肿瘤的概率较低。起源位置常见于十二指肠，为腺瘤或腺癌性质（图 4.18）。胶囊内镜系统性筛查的结果显示，此类患者有 1%~18%

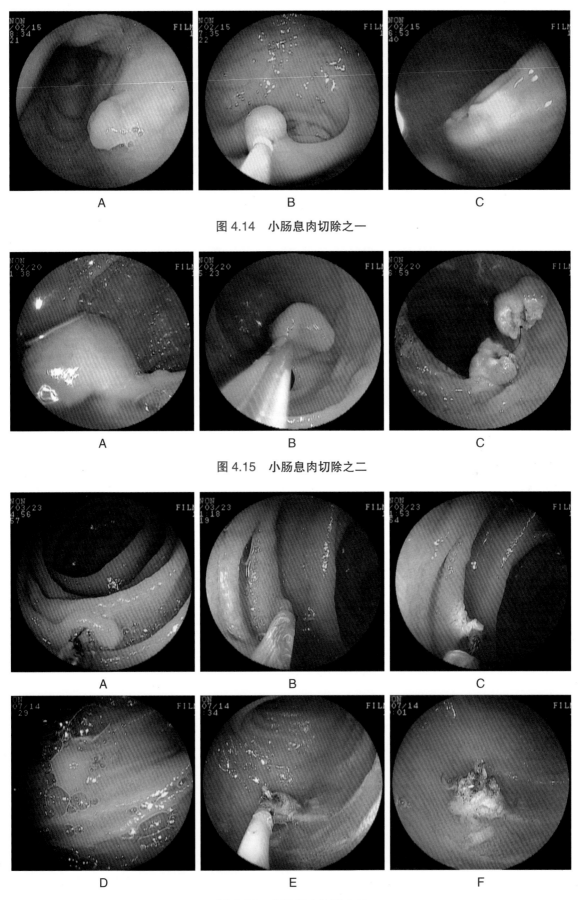

图 4.14　小肠息肉切除之一

图 4.15　小肠息肉切除之二

图 4.16　小肠息肉切除之三

发生小肠肿瘤，包括仍在可治愈阶段的腺癌，故每 3~4 年需行内镜检查，监测十二指肠及上段空肠病灶演变情况。但胶囊内镜检查有 20% 阴性率，建议仅有高度可疑的胶囊内镜图像才行进一步评估。

P-J 综合征较为少见，该病的主要特征是小肠部位出现错构瘤，约在 90% 的患者中出现。年轻患者在 10 岁之前约有 30% 会因发生出血或肠套叠而接受紧急手术。女性患者极易合并癌症。P-J 综合征是内镜下处理小肠息肉的范例，患者耐受性好，出血和穿孔的风险极低。器械辅助式小肠镜下应切除直径大于 1cm，尤其超过 2cm 且具有较高套叠风险的息肉，大于 2cm 的息肉有 30% 者可转变为腺癌（图 4.19）。而对于小肠息肉数目过多的息肉病患者，也可考虑术中用肠镜协助确定病变范围并做清扫式切除。

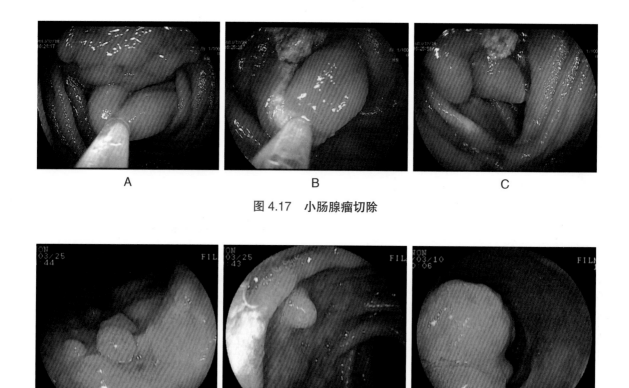

图 4.17　小肠腺瘤切除

图 4.18　1 例林奇综合征，发生于十二指肠的腺瘤

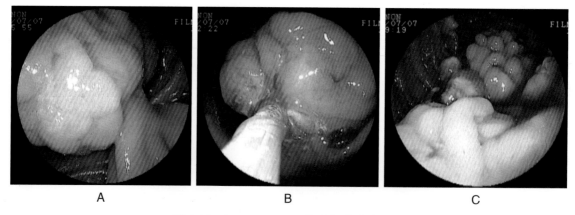

图 4.19　Peutz-Jeghers 综合征的腺瘤切除

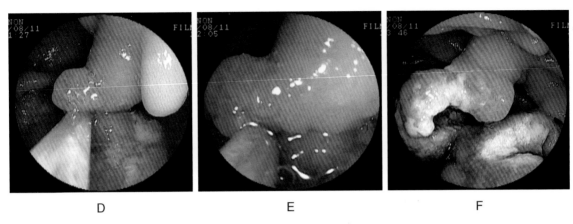

D　　　　　　　　E　　　　　　　　F

图 4.19（续）

（李路）

第三节　小肠狭窄的内镜下治疗

一、概　述

（一）初始评估

小肠狭窄并不常见，难点在于诊断、特征描述及治疗。确定狭窄的原因对指导恰当的治疗至关重要。详细的病史采集包括全面的既往病史、外科手术史、家族史及药物使用史（尤其是NSAID 药物）。腹部检查要注意瘢痕与先前骨盆手术史或放疗史。确诊或疑似克罗恩病者，如存在直肠狭窄和肛瘘，应高度怀疑有无小肠狭窄可能。根据狭窄症状的严重程度、发病和持续时间可判断有无狭窄，并发现可能需要紧急手术的严重和（或）急性狭窄。

（二）狭窄原因

小肠狭窄的原因主要包括炎症性疾病和免疫性疾病。炎症性疾病包括克罗恩病、与溶质载体有机阴离子转运家族成员 2A1 基因相关的慢性肠病（曾被称为慢性非特异性多发小肠溃疡）、肠结核、NSAID 诱发性肠炎、放射性肠炎、缺血性肠炎及单纯溃疡、手术后吻合口狭窄或术后炎症及粘连、恶性肿瘤。免疫性疾病包括白塞综合征及隐源性多灶性溃疡性狭窄性小肠炎（CMUSE）等，其中高达 70% 的克罗恩病患者均会累及小肠，且1/3 患者病灶仅局限于小肠，回肠是最常见位置。

二、治　疗

可针对炎症、感染及 NSAID 相关的狭窄开展针对病因的治疗。狭窄处若存在活动性炎症，可通过药物治疗者，无需扩张。研究显示在 4 年的随访中，阿达木单抗可缓解 50% 原本需要外科手术的克罗恩病相关的症状性狭窄，放射影像学及临床预测评分可评估治疗的反应情况。

手术治疗曾是小肠狭窄主要治疗方式，能够解决狭窄所致梗阻症状，但仍有较高的复发率，尤其克罗恩病所致狭窄，2.5 年复发率达 25%。而多次外科手术会导致短肠综合征及营养不良。对克罗恩病回结肠吻合口的狭窄进行扩张后，平均可将手术需求延缓 6.45 年。

器械辅助式内镜下的球囊扩张（EBD）可作为治疗非复杂性短节段（长度＜5cm）小肠狭窄的一线治疗方法，同时保留小肠长度（图 4.20）。目前已知的小肠狭窄扩张大部分在 DBE 下完成，单气囊小肠镜及螺旋式小肠镜完成例数均较少且随访资料不足。首次扩张后，37% 的患者不需要进一步治疗。行扩张治疗的患者在平均 2.5 年的随访期，尽管有 47% 的患者需再次扩张，但 80% 的患者可获得长期缓解，避免手术治疗，充分证明其有效性（图 4.21）。

目前大多数球囊为导丝引导球囊扩张导管，

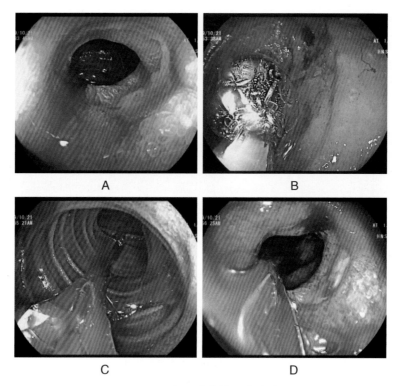

图 4.20　小肠狭窄的扩张治疗

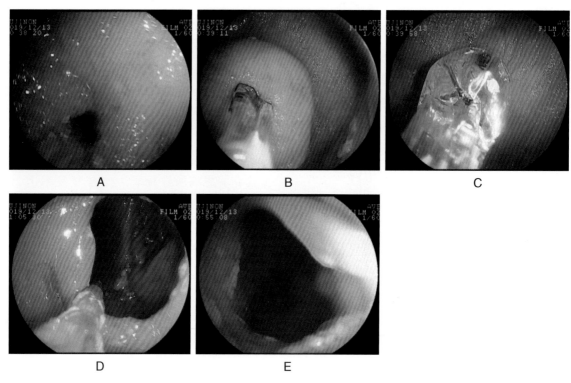

图 4.21　小肠狭窄扩张治疗后缓解

可通过活检孔道在内镜直视下实施（图 4.22）。初始扩张的球囊直径应控制在 10~12mm，根据个人经验及具体病例而定，扩张持续时间一般控制在 30~60s，少数特殊病例可延长至 120s。扩张可在清醒镇静或全身麻醉下实施。另外，既可在 X 线下引导实施，也可在直视下实施。

　　应避免对合并活动性炎症、锐角成角处、脓肿或穿透性疾病的患者狭窄进行扩张。只有充分考虑已知的危险因素，才能安全实施对狭窄的扩张治疗。扩张失败的原因在于：①病变处解剖变异如成角或粘连造成的技术困难；②狭窄处无法保持导丝的稳定性或内镜的位置。扩张的主要并发症为穿孔，仅有少数患者发生（0~3.7%），发生穿孔的危险因素包括粘连、较长的狭窄及成角性狭窄、活动性炎症及扩张直径超过15mm。标准化路径（图4.23）可有效提升疗效，减少并发症。

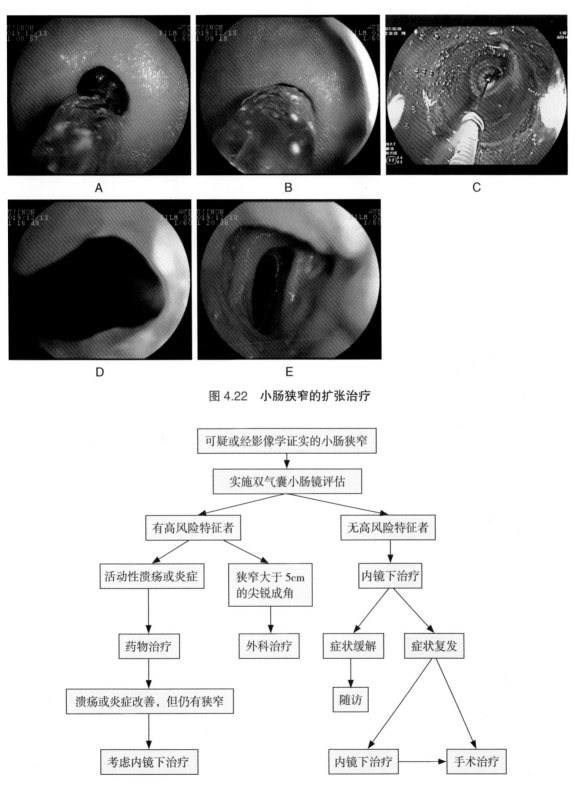

图 4.22 小肠狭窄的扩张治疗

图 4.23 小肠狭窄的标准化路径

有些病例仍需要外科手术处理，尤其是恶性肿瘤、较为冗长者或复杂的狭窄。约20%患者由于扩张并发症或狭窄复发而接受手术治疗。内镜下扩张和手术治疗可互为补充，手术后再次狭窄的患者在扩张后仍可取得良好疗效。有报道提示扩张后出现症状是再行扩张的适应证，对于无症状患者是否行计划性再扩张目前尚无定论。监测期间如发现狭窄，可根据狭窄性质（如纤维化狭窄及程度）予以预防性干预措施。

另外，对于小肠恶性肿瘤无法手术需行姑息治疗者，可行小肠镜下支架置入术。一般需在X线下引导实施，内镜抵达狭窄处后，可撤出内镜保留外套管，并经导丝置放支架置入器通过狭窄病灶，确定支架位置良好后即可释放支架，支架置入器无法通过者可行扩张处理后再行置入，并根据肠道受累情况决定支架的长度与直径（图4.24）。

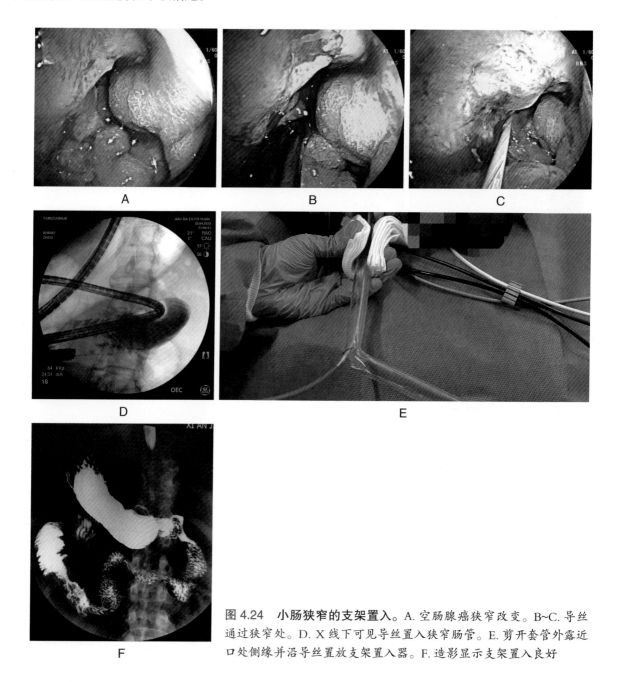

图4.24 小肠狭窄的支架置入。A.空肠腺癌狭窄改变。B~C.导丝通过狭窄处。D.X线下可见导丝置入狭窄肠管。E.剪开套管外露近口处侧缘并沿导丝置放支架置入器。F.造影显示支架置入良好

（李路）

第四节　小肠异物内镜下取出术

一、概　述

小肠异物滞留可发生在正常小肠或具有狭窄、粘连、肿块或憩室等病理基础的小肠。很多小肠异物的患者有腹部及盆腔手术史。小肠异物主要包括胶囊内镜、金属支架、牙科铰刀、探路胶囊的玻璃纸壁及压缩的药品外包装、根管针、义齿等医疗器械类物质，以及胃（粪）石、塑料叉子、钉子、硬币、骨头，不一而足。这些异物的性质不同，有的X线检查可见，有的X线不能穿透（图4.25）。

80%~90%的小肠异物一旦通过食管，均可在4~6d，最多不超过4周，顺利排出体外，其余10%~20%的小肠异物需要在内镜下取出，剩余1%或更少比率需要手术治疗。而故意吞入异物者，内镜取出和手术成功率会更高，分别为63%~76%及12%~16%（图4.26）。

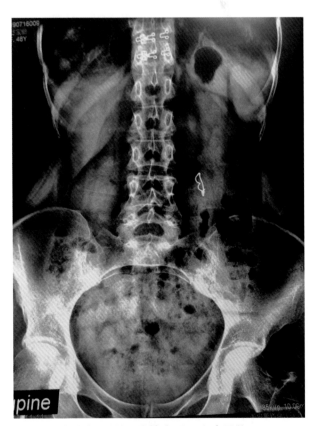

图4.25　X线检查显示义齿异物

欧洲消化内镜学会临床指南规定电池、磁铁、尖角异物、直径大于5~6cm及胃肠内食团均需紧急在内镜下取出（24h内），而圆钝及较小直径的小肠异物需在72h内取出。

内镜下异物取出的指证包括：出现异物滞留相关的症状或体征，带有尖锐边角的异物及滞留持续时间。而对于具有上述指证的患者，应首选小肠镜下异物取出。荟萃分析显示仅有一半的患者可通过内镜成功取出异物。到目前为止，仍然缺乏指导小肠异物取出的共识及指南性的文件。

二、治　疗

对于缺乏异物滞留相关的症状和体征的患者，可选择观察随访，因为自发排出的可能性较大。各项临床特征中，除梗阻的体征尚有一定提示意义外，滞留相关的症状是成功取出异物唯一有意义的预测因素。这可能与无症状患者的异物多数位于回肠，未引起梗阻症状与其不断向远端迁移有关。

使用气囊小肠镜取出异物时，还需考虑患者的全身情况，附件可获取性，操作时间及进镜途径等因素。先行腹部X线及CT检查可明确有无小肠异物及其所在位置，根据影像学发现，以决定小肠镜进镜途径。

胶囊内镜是最常滞留于小肠的异物（如有狭窄病变，通常狭窄部位的直径小于胶囊内镜直径的2/3）（图4.27）。导致胶囊内镜滞留最常见的原因为克罗恩病（也有报道显示为NSAID相关性狭窄），其余包括恶性肿瘤、肠结核及术后良性狭窄等。

滞留胶囊内镜的取出首选小肠镜，如顺行进镜，胶囊位于空肠较高位置，且狭窄小于3处时，取出成功率可高达90%以上（图4.28）。

有狭窄的患者可先行气囊扩张使器械通过狭窄处，再尝试取出异物。器械可根据异物类型和位置选取合适的钳取装置，包括异物钳、圈套器

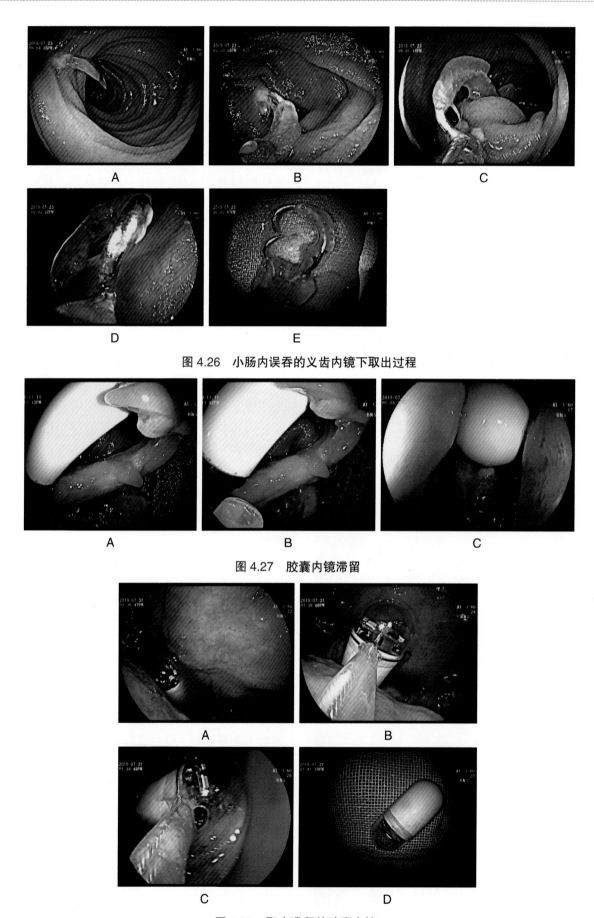

图 4.26　小肠内误吞的义齿内镜下取出过程

图 4.27　胶囊内镜滞留

图 4.28　取出滞留的胶囊内镜

及网篮或网兜等（图 4.29）。取出异物时，建议异物长轴方向与消化道管腔方向保持一致。取较大异物时应谨慎操作，建议边充气、边取出。异物到达食管上端后，建议使患者下颌后仰，取出异物，应用保护性器械以避免在取出尖锐异物时损伤胃、食管或咽部；高危患者应考虑行气管内插管麻醉以避免误吸。

操作相关的并发症较低，包括肠穿孔及胰腺炎。异物无法从镜下取出者，主要是由于肠道狭窄和（或）腹部粘连，器械无法到达异物所在肠段，取出过程中异物移向远端小肠，或异物填塞位置有严重的肠壁水肿或肿瘤侵犯。

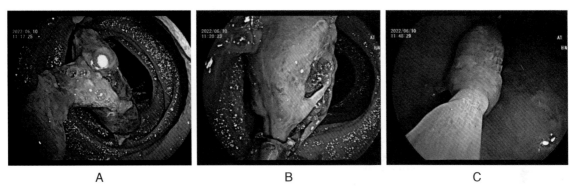

图 4.29　嵌顿于小肠的枣核在内镜下通过网篮取出

（李路）

第五节　小肠镜辅助的内镜逆行胰胆管造影术

一、概　述

部分腹部外科手术会导致胃肠道解剖结构发生改变，而这些患者一旦发生胆总管结石、乳头或吻合口狭窄时，往往需要通过内镜逆行胰胆管造影术（ERCP）予以处理。但对于外科手术后解剖变异的患者实施 ERCP，无疑将面临较大的技术挑战，如胃旁路手术，肝原位移植及肝管空肠吻合术等术式的输入袢均具有较长的管腔及尖锐的角度，常规内镜难以到达乳头或胆肠吻合口，同时也很难获得理想的视野并维持稳定位置，因此，对于这一部分患者如何完成目标管腔的插管成为普遍存在的技术困难。既往有不少使用肠镜或小儿结肠镜的报道，也可通过经皮及腹腔镜协助的方法对胃肠道解剖结构发生改变的患者实施 ERCP，但总体成功率有较大差异。

器械辅助式小肠镜的应用在很大程度上提高了内镜医师在胃肠道改建术后，尤其在具有更长输入袢的病例中顺利找到十二指肠乳头或胆肠 / 胰肠吻合口的能力。荟萃分析也证实对于胃肠道外科改道手术后患者实施双气囊小肠镜辅助下ERCP（DBE-ERCP）具有较高的有效性和安全性，其诊断率及治疗成功率分别为 91% 及 93%，不良事件发生率为 4%。单气囊小肠镜及 DBE 辅助的ERCP 在成功率和不良反应发生率方面基本一致。DBE-ERCP 在非肝移植成人手术及移植后无二次手术的患者中成功率最高。而单气囊小肠镜辅助的 ERCP 显示操作时间更短且对技术要求更少，但究竟何种方式可作为胃肠道改建术后 ERCP 操作的金标准仍有待进一步评估。

是否使用辅助式内镜来完成 ERCP 最终依赖于患者个体胃肠道解剖结构改变的具体情况，如欧洲消化内镜学会推荐对于胃空肠吻合术患者（Billroth Ⅱ）先尝试使用传统的十二指肠镜进镜，如果失败，则改用器械辅助式内镜。

二、治　疗

目前临床常用的 DBE 有两种长度，其中短镜的长度为 150cm，其工作钳道为 3.2mm，兼顾标准 ERCP 附件的使用，而且具有更好的操控性，可以克服长镜（200cm）的某些局限性。这种短镜适于较短的输入襻（＜50cm，如 Billroth Ⅱ 或路径较短的 Roux-en-Y 重建术），而长镜适于更长的输入襻（＞100cm），如 Roux-en-Y 胃旁路术后的患者。但长镜及短镜 DBE-ERCP 在有效性和安全性上尚未显示出明显的不同。

DBE-ERCP 最常见的适应证包括胰胆管或胰肠/胆肠吻合口狭窄、胆石症、胆管炎、胰胆源性疼痛及肝功能异常等。气囊辅助式内镜通常只需要数个进拉循环即可到达输入襻的乳头或胰肠/胆肠吻合口位置，困难的病例可能需要 X 线或体外手法辅助引导进镜。DBE 内镜前端到达乳头或吻合口后，即可实施传统 ERCP 的诊治措施，包括乳头括约肌切开术、取石术、支架置入术及吻合口狭窄扩张术（图 4.30）。与经皮穿刺或外科手术相比，DBE-ERCP 创伤更小，可重复性更强且并发症更少。

DBE 为前视镜且缺少抬钳器结构，因此，对于正常乳头插管时，需要把乳头放在合适的位置获取良好视野并保持稳定，否则预切开较标准 ERCP 更为困难。另外，内镜顶端可加装被动式弯曲组合装置及透明帽，更便于成角迂曲结构处的插入以及肠腔内进镜的定位，变动患者体位也有助于将乳头调整到理想角度。

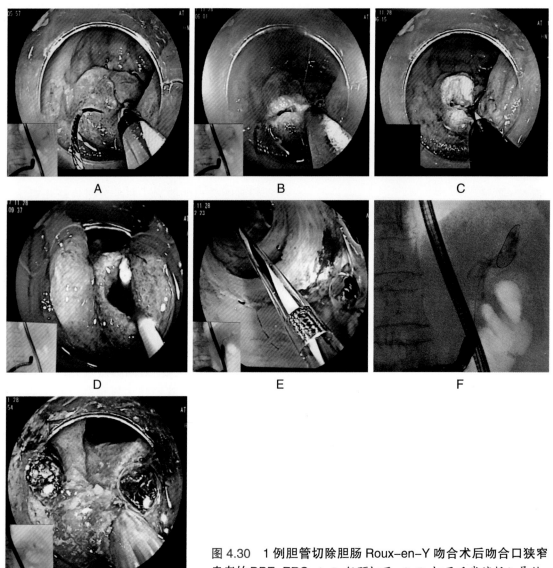

图 4.30 1 例胆管切除胆肠 Roux-en-Y 吻合术后吻合口狭窄患者的 DBE-ERC。A~B. 行预切开。C~D. 切开后尝试插入导丝。E. 行球囊扩张。F. 经扩张后吻合口行胆管造影。G. 网篮取石

对适合的病例行预切开可顺利插入目标腔道，显著提高 DBE-ERCP 的成功率。但由于 DBE 前端有限的操控性，尤其内镜构成环状或镜身扭曲时，选择性插管有时较为困难。短镜 DBE 的附件与标准 ERCP 相同，因此，更具获得性，而长镜 DBE 有时需进行相应修改。内镜弯曲所致的累积性阻力使内镜配件的导入极具难度，因此推荐采用 5~8 Fr 的支架用于胆胰管置入。

导致 DBE 失败的原因包括：腹腔术后严重的肠粘连，内镜故障，消化道内食物潴留，吻合口的尖锐成角及肠道恶性肿瘤阻塞等。而 DBE-ERCP 失败的原因主要在于 Roux-en-Y 重建的手术方式，使胆肠吻合口或乳头位于无法到达的角度，另外，由于结石的嵌顿阻塞或胆管严重狭窄也可导致导丝无法顺利进入胆总管。乳头或吻合口被肿瘤浸润或覆盖，以及未能找见吻合口位置也是导致手术失败的重要原因。

DBE-ERCP 相关的并发症包括消化道穿孔、胰腺炎（发生率约 1%）、胆管炎及消化道出血等。

（李路）

第5章

小肠镜的消毒

气囊电子小肠镜作为诊断和治疗小肠疾病的重要工具，在操作中密切接触患者的体液、细胞和组织等，若清洗消毒不彻底则会造成医院感染事件的发生，因此，对气囊电子小肠镜实施正确的清洗消毒就显得尤为重要，有研究证明，仅充分清洗就可使病原菌减少到难以引起感染的程度，并可提高消毒剂的消毒效果。遵循2016版《软式内镜清洗消毒技术规范 WS 507—2016》的规定，气囊电子小肠镜的清洗消毒方法分自动清洗机清洗消毒和手工清洗消毒两种。

目前清洗和消毒常用方形槽，由清洗槽、漂洗槽、消毒槽、终末漂洗槽4个槽组成，如图5.1所示。软式内镜清洗消毒流程如图5.2所示。清洗消毒流程按如下步骤进行：床侧预处理，清洗，消毒和终末漂洗，现分述如下。

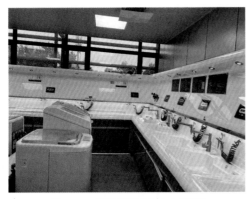

图 5.1　清洗消毒用的方形槽

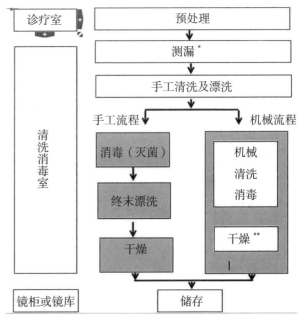

图 5.2　软式内镜清洗消毒流程

*机器具备测漏功能者不进行手工测漏。手工清洗消毒，或使用无测漏功能清洗消毒机者，应每天于工作结束时对当天使用的软式内镜测漏一次；条件允许时，宜每次清洗前测漏

**如果清洗消毒机无干燥功能的应进行手工干燥

一、清洗消毒原则

所有的软式内镜每次使用后均应进行彻底清洗和高水平消毒或灭菌。

软式内镜及重复使用的附件、诊疗用品应遵循以下原则进行分类处理。

①进入人体无菌组织、器官，或接触破损皮肤、黏膜的软式内镜及附件应进行灭菌。

②与完整黏膜相接触，而不进入人体无菌组织、器官，也不接触破损皮肤、黏膜的软式内镜及附属物品、器具，应进行高水平消毒。

③与完整皮肤接触而不与黏膜接触的的物品宜低水平消毒或清洁。

二、清洗消毒注意事项

内镜使用后应按以下要求测漏。

①宜每次清洗前测漏。

②条件不允许时，应至少每天测漏1次。

内镜消毒或灭菌前应进行彻底清洗。

清洗剂和消毒剂的作用时间应遵循产品说明书。确诊或疑似分枝杆菌感染患者使用过的内镜及附件，其消毒时间应遵循产品的使用说明书。

消毒后的内镜应采用纯化水或无菌水进行终末漂洗，采用浸泡灭菌的内镜应采用无菌水进行终末漂洗。

内镜应储存于清洁、干燥的环境中。

每日诊疗工作开始前，应对当日拟使用的消毒内镜进行再次消毒、终末漂洗，干燥后，方可用于患者诊疗。

三、手工清洗消毒操作流程

1. 床侧预处理

内镜从患者体内取出后，在光源和视频处理器拆离之前，应立即用含有清洗液的湿巾或湿纱布擦去外表面的污物，擦拭品应一次性使用（图5.3A）。

反复送气与送水至少10s。

将内镜的先端置入装有清洗液的容器中，启动吸引功能，抽吸清洗液直至其流入吸引管，小肠镜镜身较长，预处理时间应大于普通内镜。

盖好内镜防水盖（图5.3B）。

放入运送容器，送至清洗消毒间（图5.3C）。

2. 测 漏

取下各类按钮和阀门，连接测漏器，并注入压力（图5.4A）。

将内镜全浸没于水中，使用注射器向各个管

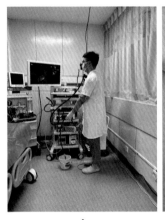
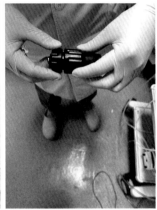
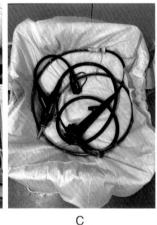

A   B   C

图 5.3 床侧预处理

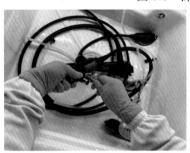
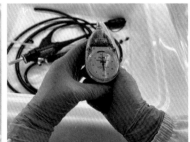

A. 连接测漏器   B. 观察压力表变化

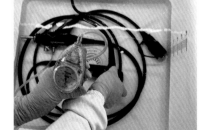
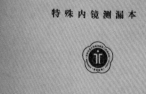

C. 观察压力表变化   D. 测漏登记本

图 5.4 测漏

道注水，以排出管道内气体。

首先向各个方向弯曲内镜先端，观察有无气泡冒出，再观察插入部、操作部，连接注入空气直到测漏器的指针到达 20kPa 为止，放置约 30s，请确认测漏器指针是否下降，下降 5kPa 以上即可能气密不良（图 5.4B）。

对弯曲部进行操作，有可能发现渗漏，测漏完毕放松空气阀门，确认指针下降到 0kPa，确保送入的空气全部被排除（图 5.4C）。

取下小肠镜导光接头上的测漏器通气管。

如发现渗漏，及时保修送检，并在维修登记本记录。

测漏后在测漏登记本进行记录（图 5.4D）。

3. 清 洗

在清洗槽内配制清洗液，一镜一酶液，将内镜、按钮和阀门完全浸没于清洗液中（图 5.5）。

用擦拭布反复擦洗镜身，应重点擦洗插入部和操作部，擦拭布应一用一更换。

用小肠镜专用的清洗刷，在清洗液中刷洗所有管道（图 5.6A），刷洗时应两头见刷头，并洗净刷头上的污物，反复刷洗至没有可见的污染物（图 5.6B）。

安装全管道灌流器、管道插塞、防水帽和吸引，辅助通气口，用清洗液反复清洗小肠镜的每个腔道（图 5.7）。

使用专用刷子对按钮孔和轴的部分进行刷洗，钳道帽清洗时打开活塞后请轻轻刷洗（图 5.8）。

在操作中对小肠镜大、小球囊反复充气，管腔内的压力会变高，可能会有体液从辅助送气口处发生逆流，所以要对辅助通气口进行清洗；连接管连接辅助送气口将酶液注入管道内，清洗干

净放入漂洗槽内，连接管道使用流动水再进行注入，排出残留酶液，最后将辅助送气管内残留酶液全部排出后，再进行空气注入，把管道内的残留水分排出（图 5.9）。

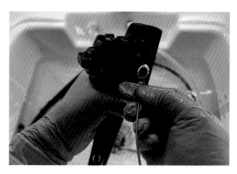

A

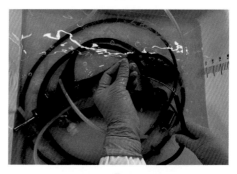

B

图 5.6 清洗管道

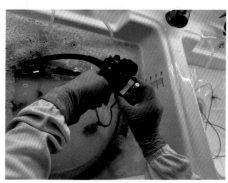

A

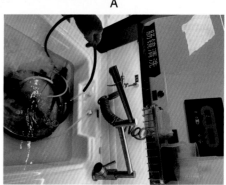

B

图 5.7 灌流

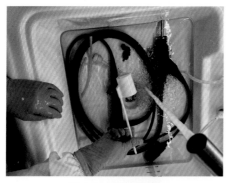

图 5.5 浸泡内镜

小肠镜清洗刷一次性使用。

4. 漂　洗

将清洗后的内镜连同全管道灌流器，按钮，阀门移入漂洗槽内（图 5.10A）。

使用压力水枪充分冲洗内镜各管道至无清洗液残留（图 5.10B）。

用流动水冲洗内镜各管道至无液体残留（图 5.10C）。

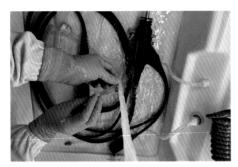

A

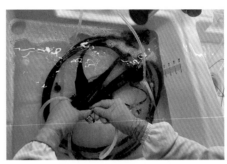

A. 辅助通气口注入酶液

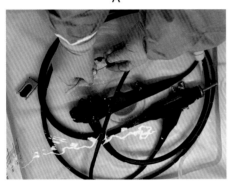

B

图 5.8　按钮、钳道帽清洗

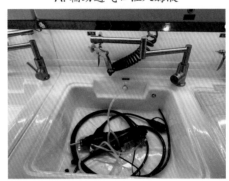

B. 流动水冲洗干净

图 5.9　辅助通气口清洗方法

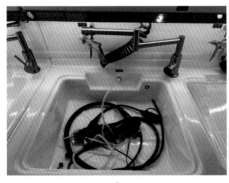

A

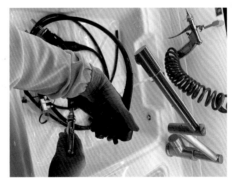

B

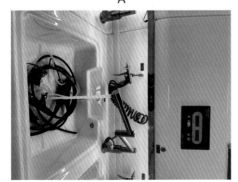

C

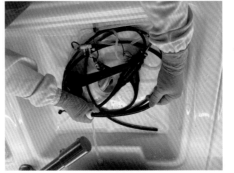

D

图 5.10　漂洗

用流动水冲洗内镜的外表面，按钮和阀门。

使用压力气枪向各管道充气至少30s，去除管道内水分。

用擦拭布擦干内镜外表面、按钮和阀门，擦拭布应一用一更换（图5.10D）。

5. 消 毒

（1）自动清洗消毒机消毒

镜子放置到洗消机前更换手套，小肠镜镜身长，请注意不要让盖子夹住镜子插入部。盖子关上时，压制网不要压住小肠镜。小肠镜插入部不要被导光部等比较重的部位压住（图5.11）。

自动清洗机清洗消毒之后，请及时取出小肠镜。小肠镜长时间放置于清洗机内，是导致水雾与黑点的重要原因，管腔内必须干燥后再放置到储镜柜内。

（2）手工消毒

将小肠镜连同全管道灌流器、按钮、阀门移入消毒槽内，并全部浸没于消毒液中，将内镜各钳道里面灌满消毒液，消毒时间和消毒方法应遵循产品说明书（图5.12）。

消毒时间到取出镜子前，更换手套，连同全管道灌流器、按钮、阀门移入终末漂洗槽内，使用纯化水将管道内及镜身消毒液冲洗干净，管腔内必须干燥后放置于储镜柜内（图5.13）。

6. 干 燥

将内镜、按钮和阀门置于干燥台无菌巾上，无菌巾4h更换一次。

所有管道灌注75%乙醇溶液，用压力枪向管道充气至少30s，至其完全干燥。

用无菌巾、压力枪干燥内镜外表面、按钮和阀门、辅助通气口（图5.14）。

安装按钮和阀门。

7. 送气水瓶的清洗与消毒

送气水瓶每天清洗，清洗干净送供应室灭菌。

8. 小肠镜小球囊与外套管

小肠镜小球囊与外套管为一次性使用，不得消毒后重复使用。

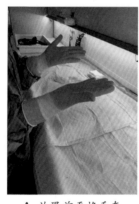 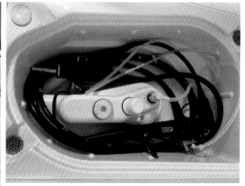

A.放置前更换手套　　　　　B.镜子放入消毒机内

图5.11　自动洗消机消毒方法

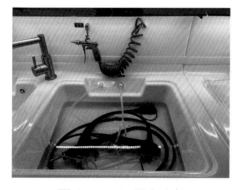 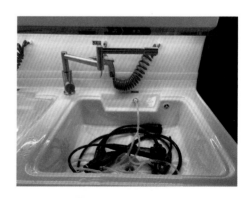

图5.12　手工浸泡消毒　　　　　**图5.13　终末漂洗**

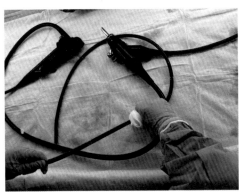 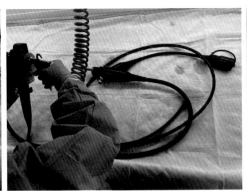 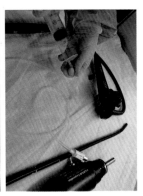

A.放置于无菌巾上　　　　　　B.气枪干燥管道　　　　　　C.辅助通气管干燥

图 5.14　干燥

9. 储　存

每日诊疗结束后将干燥后的小肠镜储存于镜柜内，各类按钮和阀门单独储存（图 5.15）。

每日诊疗前，应当对当日使用的内镜再次消毒，终末漂洗，干燥后用于治疗。

镜柜应每周清洗消毒一次并记录。

四、内镜清洗消毒机操作流程

使用内镜清洗消毒机前应先遵循规范对内镜进行预处理，测漏，清洗和漂洗。

内镜清洗机的使用应遵循产品使用说明。

内镜附件属于一次性耗材。

五、设施、设备及环境的清洁消毒

每日清洗消毒工作结束后，应对清洗槽，漂洗槽等彻底刷洗，并使用含氯消毒剂进行消毒（图 5.16）。

洗消机每日工作结束后，用含氯消毒剂擦拭洗消机内表面及盖子，盖子打开，每周进行洗消机管道的消毒，每日定时对内镜诊疗室的环境进行空气消毒（图 5.17）。

六、检测及记录

医院感染越来越引起国内外医学专家的重视，尤其对人体有侵入操作的内镜更为重视。为了确保医疗护理质量，预防和控制医院感染，保障患者和医务人员的身心健康，定期对内镜室的消毒灭菌效果进行检测至关重要。检测基本要求如下。

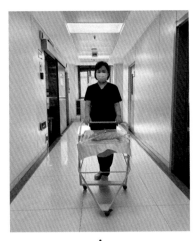

A

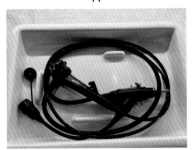

B

图 5.15　小肠镜储存

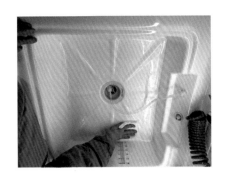

图 5.16　洗消槽消毒

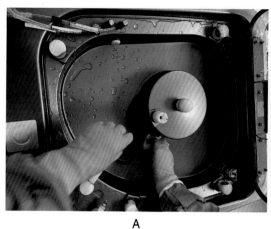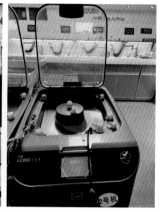

图 5.17　洗消机消毒

按照《软式内镜清洗消毒技术规范 WS 507—2016》要求定期检测使用中消毒剂是浓度并记录，每天记录空气消毒数据。

每月对使用中的消毒剂进行微生物检测。

每季度对内镜进行微生物学检测并记录，每次按 25% 的比例抽检；小肠镜镜子数量少，使用次数多，每月应进行微生物学检测并记录。

每季度对空气、物体表面、医护人员的手进行检测，并完整记录。

内镜清洗消毒机新安装或维修后，应对清洗消毒后的内镜进行生物学检测，检测合格后方可使用。

内镜清洗消毒机的其他检测，应遵循国家的有关规定。

质量控制过程的记录与可追溯要求如下。

①应记录每次内镜的使用及清洗消毒情况。

②应记录使用中消毒剂浓度及染菌量的检测结果。

③应记录内镜的生物学检测结果。

④应记录手卫生和环境消毒质量检测结果。

⑤记录应具有可追溯性，消毒剂浓度检测记录的保存应 ≥ 6 个月，其他检测资料的保存期应 ≥ 3 年。

（宋亚华　安苗）

第**6**章
小肠镜检查和治疗中的麻醉

单气囊或双气囊小肠镜是消化科常用的检查和治疗小肠疾病的手段和技术，使得许多小肠疾病的诊断和治疗更加精确，逐步成为诊断小肠疾病的金标准，但是经口或者经肛的检查均存在时间长、腹痛腹胀、肠痉挛等不适感，患者难以接受及配合完成全程的检查和治疗过程，需要在镇痛镇静的麻醉条件下才能顺利完成（图6.1）。

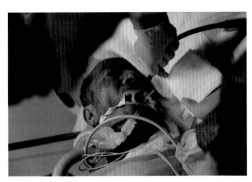

A. 经口小肠镜

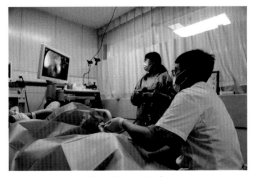

B. 经肛小肠镜

图 6.1 小肠镜检查

一、麻醉的适应证和禁忌证

1. 适应证

具有小肠镜检查的适应证，临床相关检查提示小肠存在器质性病变可能的患者可进行小肠镜检查及治疗。

2. 禁忌证

（1）绝对禁忌证

严重心肺等器官功能障碍者。

无法耐受或配合内镜检查者。

（2）相对禁忌证

小肠梗阻无法完成肠道准备者。

有多次腹部手术史者。

孕妇。

其他高风险状态或病变者（如中度以上食管—胃静脉曲张者、大量腹水等）。

二、麻醉条件

1. 设　备

可以进行血压、心率、氧饱和度及各种有创监测的监护仪。

麻醉机。

可视喉镜。

不同型号的气管导管及固定器。

麻醉深度监测仪。

心脏除颤仪。

吸痰管。

供氧和吸氧装置（图 6.2A~E）。

2. 药　品

镇痛药物：舒芬太尼、瑞芬太尼、地佐辛等。

镇静药物：咪达唑仑、丙泊酚、右美托咪定。

肌松药：罗库溴铵、顺阿曲库铵。

拮抗药：氟马西尼、纳洛酮。

急救药品：麻黄碱、肾上腺素、去甲肾上腺

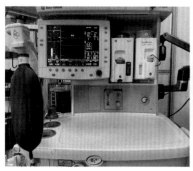
A. 麻醉机

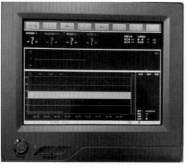
B. 麻醉深度监测仪

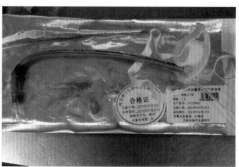
C. 气管导管

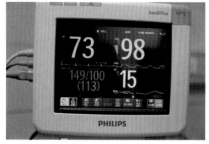
D. 监护仪

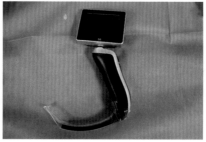
E. 可视喉镜

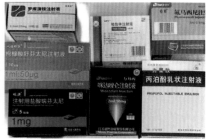
F. 麻醉药品

图 6.2　设备和药品

素、去氧肾上腺素、地塞米松等（图 6.2F）。

3. 设置专人负责的麻醉苏醒室

三、操作流程

1. 麻醉前访视和评估

在进行小肠镜检查前，麻醉医生应积极和小肠镜操作医生及患者充分沟通，做好麻醉前访视和评估。

和小肠镜操作医生确认检查路径（经口或经肛），并告知患者及家属检查目的、麻醉方案、麻醉相关风险和注意事项，并签署小肠镜检查和麻醉知情同意书。

经口检查的患者需要禁食 8~12h，禁水 4~6h，经肛检查患的者需口服药物清肠，准备肠道，为了避免反流误吸风险，建议禁水至少 2h。

麻醉方式和评估主要包括 3 个方面：病史，各项检查（体格、实验室、影像等检查），手术或者检查操作方式。重点关注及判断患者是否存在困难气道、哮喘、过敏、未控制好的高血压、心律失常及心力衰竭等存在麻醉巨大风险的呼吸、循环等不良事件，是否有胃肠道潴留、肠道梗阻等可能导致反流误吸的风险。

2. 麻醉的实施

患者入室后平卧于检查床，连接监护仪，建立静脉通路，并记录生命体征。患者通过面罩吸氧进行充分的给氧去氮操作（3~5L/min），麻醉医生实行以下全身麻醉方案：静脉注射阿托品 0.2~0.5mg、咪达唑仑 0.05~0.1mg/kg、舒芬太尼 0.4~0.6μg/kg、罗库溴铵 0.6~0.9mg/kg、丙泊酚 1~2mg/kg 进行麻醉诱导，待 3~5min 肌肉松弛剂完全起效后，用可视喉镜挑起患者会厌暴露声门，将气管导管（男性 ID 7.0mm，女性 ID 6.0mm）插入气道，并固定气管导管，依据小肠镜的检查路径要求摆好患者体位（图 6.3）。

3. 麻醉的维持

瑞芬太尼 0.2μg/（kg·min）联合右美托咪定 0.4μg/（kg·min）微量泵静脉输注进行麻醉维持，在小肠镜检查和治疗过程中密切注意患者生命体征及消化科医师操作过程，实时调整麻醉深度。

4. 麻醉的苏醒

检查结束退出小肠镜，停止泵注药物，密切观察患者生命体征，待苏醒后进行口腔吸引分泌物，并且拔除气管导管。

将检查床转运至苏醒室，继续进行吸氧和监测（血压、心率、呼吸、脉搏、血氧饱和度和意识），重点观察是否有烦躁、恶心、呕吐等并发症。

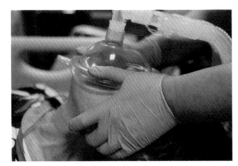
A. 面罩吸氧

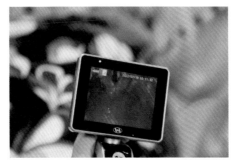
B. 暴露声门

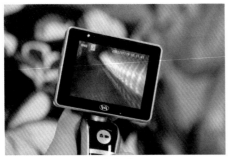
C. 气管导管插入

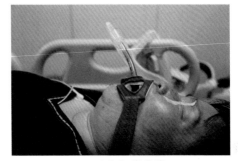
D. 固定气管导管

图 6.3　全身麻醉气管插管

苏醒室护士要严密监护，并且确保不发生坠床的等严重不良事件。

观察患者 30min 后，经麻醉医生依据转出评分标准评估后，由护士和麻醉医生一起转运患者至病房（图 6.4）。

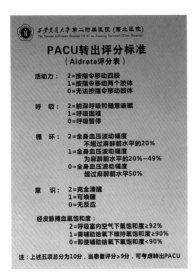

图 6.4　麻醉苏醒室转出评分标准

四、麻醉的注意事项

为了确保患者的安全，应该按照手术室麻醉的要求配备相应的药品、设备和空间。

术前认真访视，严格把握麻醉的适应证和禁忌证，防止麻醉意外的出现和发生。

建议小肠镜操作和麻醉的实施均由经验丰富的医师来配合完成，良好的配合将缩短操作和麻醉的时间，减少麻醉药物的使用量，降低麻醉意外和并发症的发生，提高患者的安全性和舒适性。操作过程中如果发生出血、心搏骤停等不良事件，小肠镜操作医生应积极和麻醉医生沟通，依据麻醉医生的建议，暂停操作或者终止检查。

如有存在肠道梗阻患者，麻醉风险较高，建议术前放置胃肠减压管，必要时麻醉气管插管前在清醒状态下使用胃镜对上消化道进行清理，最大程度地避免反流误吸风险。

需要小肠镜检查和治疗的患者，大多数存在肠道梗阻的症状，尤其是经肛操作的患者需要大量的药物和清水对肠道进行清理，增加了患者反流误吸的风险。国内部分医院采用清醒镇静的方法进行检查，比如哌替啶、安定等镇静镇痛药物的使用。我院早期开展小肠镜检查时，也曾使用类似的不插气管的镇静麻醉，虽然每位患者严格按照麻醉要求实行 8~12h 禁饮食，但仍有个别患者在过程中出现了反流误吸的事件，所以建议无论经口还是经肛检查均采用气管插管的全身麻醉。

（田俊斌　赵静）

附　录

附录1

小肠胶囊内镜检查知情同意书

姓名：_____　　性别：_____　　年龄：_____　　住院号或 ID 号：_____

小肠胶囊内镜是一种无创、卫生、舒适的小肠检查手段，是小肠疾病最有效的检查方法之一。主要适用于不明原因消化道出血、不明原因缺铁性贫血、疑似克罗恩病或监测并指导克罗恩病治疗、疑似小肠肿瘤，监测小肠息肉病综合征的发展、疑似或难以控制的吸收不良综合征（如乳糜泻等），检测非甾体抗炎药相关小肠黏膜损害，临床上需要排除小肠疾病者。大量临床应用表明，胶囊内镜检查是安全的。但在检查过程中可能发生下列情况：

1. 因疾病原因或解剖结构的改变（如胃肠手术后）可能导致胶囊内镜无法排出体外（即胶囊滞留），必要时可能需通过小肠镜或开腹手术取出。

2. 滞留的胶囊可能会导致消化道梗阻。

3. 吞咽胶囊时会产生咽部轻度不适，极端情况下可能被误吸入气管而引起窒息。

4. 受电池工作时间和个体胃肠蠕动功能的影响，可能导致部分患者无法完成全小肠检查。

5. 由于胶囊内镜自身存在一定局限性，如受拍摄视角、拍摄速度以及患者肠道清洁度和胃肠蠕动的影响，存在一定的漏诊率（假阴性结果），部分所发现的病灶仍需结合其他检查方法或通过活组织检查予以明确。

6. 其他影像学检查怀疑有不完全性消化道梗阻、狭窄或瘘管者，如果必须接受胶囊内镜检查，其滞留发生率将明显升高，并且手术有可能是唯一的取出方法。

7. 体内有植入性电子设备（如心脏起搏器等）的患者，可能会影响胶囊内镜拍摄及图像传输，导致胶囊内镜图像部分模糊不清或缺失。

8. 吞咽困难的患者如必须接受胶囊内镜检查，则需经胃镜并通过辅助装置将胶囊内镜送入胃或十二指肠（此时需要额外签署相关胃镜知情同意书）。

9. 检查结束后患者须密切观察胶囊排出体外的时间，如1周未排出，请与本科室联系予以 X 线腹部平片定位。在胶囊内镜尚未排出体外时，不能接受磁共振检查。

上述情况已告知患者或家属代表。患者或家属代表对以上情况表示完全理解，愿意承担各项风险，同意进行相关检查。在本记录单签字为证。

患方代表意见：　　　　　患方代表签名：　　　　　与患者关系：

谈话医师签字：　　　　　操作医师签字：　　　　　日　　期：　　年　　月　　日

备注：患方代表在本记录单上签名后，表明患方对上述医疗风险事项已经知晓，对可能产生的不利医疗结果充分理解，并对此有充分思想准备。请患方代表慎重考虑后填写。

附录 2

小肠镜检查及治疗知情同意书

患者姓名	性别	年龄	科室	病历号

疾病介绍和治疗建议

医生告知我根据病情诊治的需要，有必要进行小肠镜检查和（或）治疗，我已充分理解以下相关内容并作出接受检查的决定。

由于小肠存在长度长、柔软、腹腔内排列个体变异较大等解剖特点，小肠镜检查是一种复杂且费时的检查手段，一次只能选择经口或经肛进镜观察，从经口和（或）经肛进镜进行检查并不能保证完成全小肠的检查。

小肠镜检查的适应证

1. 有腹泻、腹痛、贫血、腹部包块、恶心、呕吐等症状且原因不明者。

2. 原因不明的消化道出血及原因不明的贫血。

3. 影像学检查，如钡剂造影或腹部 CT、MRI 不能确定肠道病变性质者。

4. 小肠良、恶性肿瘤。

5. 已确诊的肠道病变，如炎症性肠病、肠结核等需定期随访复查者。

6. 有消化道息肉病家族史。

7. 有其他系统疾病或临床其他发现，需要小肠镜检查进行辅助诊断者。

小肠镜检查的绝对及相对禁忌证

1. 低龄（小于 9 岁），高龄（大于 80 岁）。

2. 有内镜检查禁忌情况，如严重的心、脑、血管病变。

3. 急性胰腺炎或急性胆道感染。

4. 腹腔广泛粘连。

5. 严重的贫血及低蛋白血症。

小肠镜检查潜在风险和对策

医生告知我小肠镜检查可能发生的风险，有些不常见的风险可能没有在此列出，具体的检查方案根据不同病人的情况有所不同，医生告诉我，可与我的医生讨论有关我检查的具体内容，如果我有特殊的问题可与我的医生讨论。

我理解该项操作技术有一定的创伤性和危险性，在实施过程中或检查结束后可能出现下列并发症和风险，但不限于：

1. 药物过敏及毒副作用（药物包括麻醉剂、造影剂、染色剂、硬化剂、止血药、阿托品、术中应用的药物等）。严重时可能危及生命。

2. 咽喉部损伤，喉头痉挛、水肿，缺氧，呼吸困难等，严重时危及生命。

3. 下颌关节脱位、球结膜充血或出血、鼻出血、内镜嵌顿、癔症发作、抽搐等。

4. 消化道出血、穿孔，必要时需手术治疗。术中或术后腹胀、腹痛、贲门黏膜撕裂、胃扩张、肠绞痛、肠系膜撕裂、十二指肠乳头损伤出血等，严重时可能危及生命。

5.各种原因引起的感染,包括咽喉部感染、腮腺炎、吸入性肺炎、急性胰腺炎、急性化脓性胆管炎、胆囊炎、化学性肠炎等。

6.心脑血管意外:心率加快、血压升高、心律失常、心绞痛、心肌梗死、心搏骤停、脑梗死、脑出血等,严重时可能危及生命。

7.术中需应用各种染色剂,可能造成术中、术后不适。

8.因消化道清洁程度差,无法完成操作,或因某些原因致检查治疗未成功,需放弃诊治。

9.因病情变化,此次检查结果与前次检查结果差别过大。

10.发生虚脱、低血糖,在肠道准备过程中发生水、电解质紊乱及原有肠梗阻加重。

11.由于该项检查操作时间长,个人解剖结构差异以及个体病变未确定性等原因导致操作失败或无法进行全部小肠的检查。

12.其他不可预知的意外。

除上述情况外,若患者存在高血压、心脏病、糖尿病、肝肾功能不全、静脉血栓等疾病或者有吸烟史、腹部外伤史、腹部手术史等,以上这些风险可能会加大,或者在检查中或检查后出现相关的病情加重或心脑血管意外,甚至死亡。如果发生以上并发症,有可能需住院、接受手术等治疗,危重者甚至危及生命。

一旦发生上述风险和意外,医生会采取积极应对措施。

患者知情选择

我的医生已经告知我将要进行的操作方式、相关费用、此次操作及操作后可能发生的并发症和风险、可能存在的其他治疗方法,并且解答了我关于此次操作的相关问题。

我同意在操作中医生可以根据我的病情对预定的操作方式作出调整。

我理解我的操作需要多位医生共同进行。

我并未得到操作百分之百成功的许诺。

我同意需要时使用一次性物品并承担相关费用。

我已如实填写信息并提供相应病史及既往检查资料,如有隐瞒,愿意承担相应后果。

我同意承担出现并发症时需要进一步诊治所发生的费用。

患者签名_____   签名日期_____年_____月_____日

如果患者无法签署知情同意书,请其授权的亲属在此签名:

患者授权亲属签名_____   与患者关系_____   签名日期_____年_____月_____日

医生陈述

我已经告知患者将要进行的手术方式、此次手术及术后可能发生的并发症和风险、可能存在的其他治疗方法并且解答了患者关于此次手术的相关问题。

医生签名_____   签名日期_____年_____月_____日

附录3

麻醉知情同意书				
患者姓名：	性别：	病房：	年龄：	病历号：

麻醉介绍和建议

　　医生已告知我患有_____，需要在麻醉下施行手术治疗。

　　1.麻醉作用的产生主要是利用麻醉药使中枢神经系统或神经系统中某些部位受到抑制。临床麻醉的主要任务是：消除手术疼痛，监测和调控生理功能，保障患者安全，并为手术创造条件。手术是治疗外科疾病的有效方法，但手术引起的创伤和失血可使患者的生理功能处于应激状态。各种麻醉方法和药物对患者的生理功能都有一定影响；外科疾病本身所引起的病理生理改变，以及并存的非外科疾病所导致的器官功能损害等，都是围手术期潜在的危险因素。麻醉的风险性与手术规模并非成正比，复杂的手术固然可使麻醉的风险增加，但有时并不复杂的手术，受患者的病情和合并症的影响，也有很大的麻醉风险。

　　2.为了保证我手术时无痛和医疗安全，手术需要在麻醉和严密监测条件下进行。我有权选择适合我的麻醉方法，但根据我的病情和手术需要，麻醉医生建议我选择以下麻醉方法，必要时允许改变麻醉方式。

　　□全身麻醉；□全麻+硬膜外麻醉；□椎管内麻醉；□神经阻滞；□局部麻醉+强化；□其他

　　3.为了我的手术安全，麻醉医生将严格遵循麻醉操作规范和用药原则：在我手术麻醉期间，麻醉医生始终在现场严密监测我的生命体征，并履行医师职责，对异常情况及时治疗和处理。但任何麻醉方法都存在一定风险性，根据目前技术水平尚难以完全避免医疗意外或并发症的发生，如合并其他疾病，麻醉可诱发或加重已有症状，相关并发症和麻醉风险性也显著增加。

　　4.为了减轻我术后疼痛，促进康复，麻醉医生向我介绍了术后疼痛治疗的优点、方法和可能引起的意外与并发症，建议我进行术后疼痛治疗。并已告知我这是自愿选择和自费项目。

　　其他_____

麻醉潜在风险和对策

　　一、麻醉医生对我的病情、病史进行了详细询问。我对麻醉医生所告知的内容——因受医学科学技术条件限制，目前尚难以完全避免麻醉意外和并发症表示理解。相信麻醉医生会采取积极有效措施加以避免。如果发生紧急情况，医生无法或来不及征得本人或亲属意见时，我授权麻醉医生按照医学常规予以紧急处理和全力救治。如果麻醉方法不能满足手术的需要，授权麻醉医生根据具体情况改变麻醉方式，以便顺利完成手术治疗。

　　二、我理解麻醉存在（但不限于）以下风险：

　　1.与原发病或合并症相关：脑出血，脑梗死，脑水肿，严重心律失常，心肌缺血或心肌梗死，心力衰竭，肺不张，肺水肿，肺栓塞，呼吸衰竭，肾功能障碍或衰竭等。

　　2.与药物相关：过敏反应或过敏性休克，局麻药全身毒性反应和神经毒性，严重呼吸和循环抑制，循环骤停，器官功能损害或衰竭，精神异常，恶性高热等。

　　3.与不同麻醉方法和操作相关：

　　1）神经阻滞麻醉：血肿，气胸，神经功能损害，喉返神经麻痹，全脊髓麻醉等。

2）椎管内麻醉：腰背痛，尿失禁或尿潴留，蛛网膜下腔阻滞后头痛，脑神经麻痹，脊神经或脊髓损伤，呼吸抑制，全脊髓麻醉甚至循环骤停，硬膜外血肿、脓肿甚至截瘫，穿刺部位或椎管内感染，硬膜外导管滞留或断裂，麻醉不完善或失败等。

3）全身麻醉：呕吐、误吸，喉痉挛，支气管痉挛，急性上呼吸道梗阻，气管内插管失败，术后咽痛，声带损伤，环杓关节脱位，牙齿损伤或脱落，苏醒延迟等。

4. 与有创伤性检测相关：局部血肿，纵隔血/气肿，血/气胸，感染，心律失常，血栓形成或肺栓塞，心脏压塞，导管打结或断裂，胸导管损伤，神经损伤等。

5. 与输液、输血及血液制品等相关：血源性传染病，热源反应，过敏反应，凝血病等。

6. 与外科手术相关：失血性休克，严重迷走神经反射引起的呼吸、心搏骤停，压迫心脏或大血管引起的严重循环抑制及其并发症等。

7. 与急诊手术相关：以上医疗意外及并发症均可发生于急诊手术患者，且发生率较择期手术明显升高。

8. 与术后镇痛相关：呼吸、循环抑制，恶心呕吐，镇痛不全，硬膜外导管脱出等。

9. 特殊风险和其他高危因素。

我理解根据我个人的病情，我可能出现未包括在上述并发症的风险。

一旦发生上述风险和意外，医生会采取积极应对措施。

患者知情选择：

1. 麻醉医生已经告知我将要实施的麻醉及麻醉后可能发生的并发症和风险，可能存在的其他麻醉方法，并且解答了我关于此次麻醉的相关问题。

2. 我同意接受麻醉，在麻醉期间医生可以根据我的病情对预定的麻醉方案作出调整。

3. 我理解在我麻醉期间需要多名医务人员共同工作。

4. 我并未得到治疗百分之百无风险的许诺。

5. 我授权医生对操作涉及的病变器官、组织、标本及影像资料等进行处置，包括病理学检查、细胞学检查、科学研究和医疗废物处理等。

6. 我已如实向医生告知我的所有病情，如有隐瞒，一切后果自负。

患者或授权人签名：　　　　　与患者关系：　　　　　签名日期：

身份证号：　　　　　　　　　　　　　　　　　　　联系电话：

通讯地址：

我同意接受术后疼痛治疗。

患者或授权人签名：　　　　　与患者关系：　　　　　签名日期：

医生陈述：

我已告知患者将要实施的麻醉方式、此次麻醉剂麻醉后可能发生的并发症和风险，以及根据手术治疗的需要更改为其他麻醉方法的可能性，并且解答了患者关于此次麻醉的相关问题。

医生签名：　　　　　　　　　　　　　　　　　签名日期：